LES
ADÉNOMES SÉBACÉS

PAR

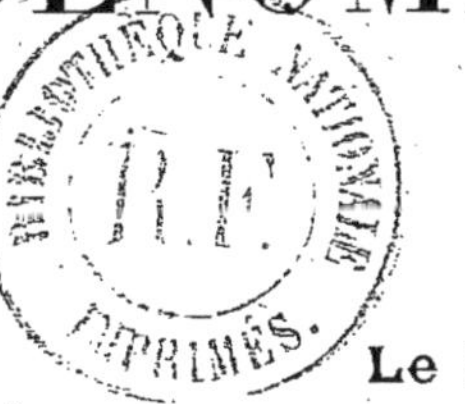

Le Dʳ A. BIDEL

ANCIEN EXTERNE DES HOPITAUX
MÉDAILLE DE BRONZE DE L'ASSISTANCE PUBLIQUE
LAURÉAT DE L'ÉCOLE DE MÉDECINE DE CAEN
(PRIX LESAUVAGE : MÉDAILLE D'OR)

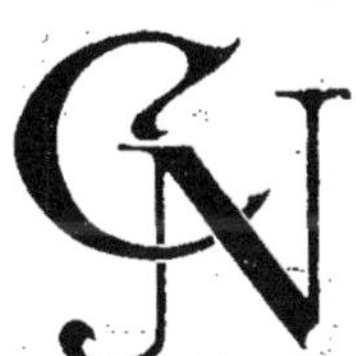

PARIS

ANCⁿᵉ LIBRAIRIE G. CARRÉ ET C. NAUD

C. NAUD, ÉDITEUR

3, RUE RACINE, 3

—

1901

LES
ADÉNOMES SÉBACÉS

PAR

Le Dʳ A. BIDEL

ANCIEN EXTERNE DES HOPITAUX
MÉDAILLE DE BRONZE DE L'ASSISTANCE PUBLIQUE
LAURÉAT DE L'ÉCOLE DE MÉDECINE DE CAEN
(PRIX LESAUVAGE : MÉDAILLE D'OR)

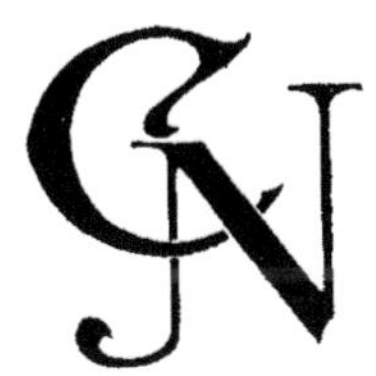

PARIS

ANCⁿᵉ LIBRAIRIE G. CARRÉ ET C. NAUD

C. NAUD, ÉDITEUR

3, RUE RACINE, 3

1901

A LA MÉMOIRE DE MON PÈRE ET DE MA MÈRE

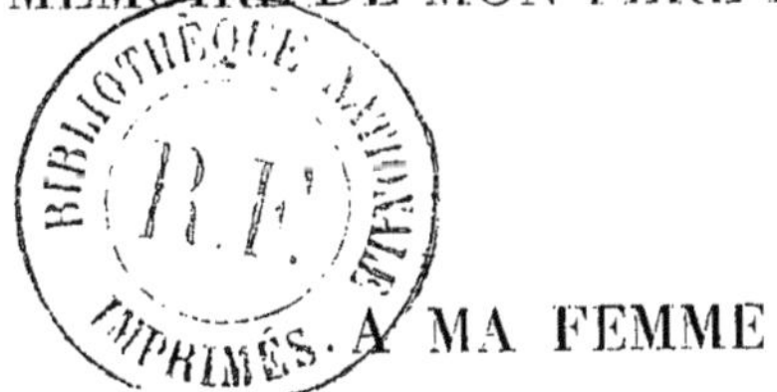

A MA FEMME

A MES FRÈRES

A MES PARENTS, A MES AMIS

A MES MAITRES
DE L'ÉCOLE DE MÉDECINE DE CAEN

INTRODUCTION

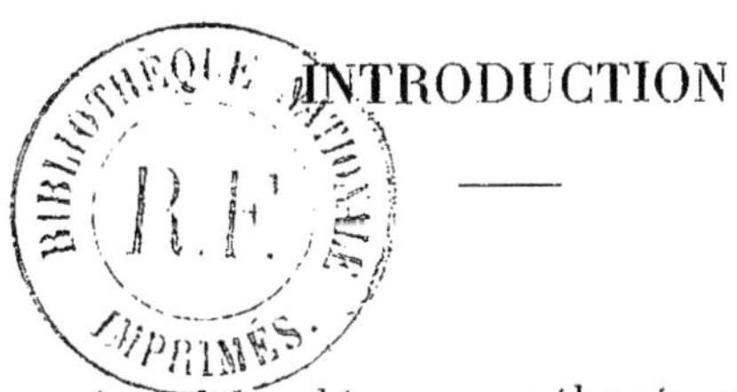

La notion des adénomes sébacés est une acquisition récente de la littérature médicale. Ils auraient été signalés en 1856 par Porta, si l'on en croit Monti. Mais en France, il faut arriver à la publication du Traité des tumeurs de Broca pour en avoir la première description. Puis à partir de ce moment les observations se multiplient. Successivement Rindfleish, Bock, Krauss et May, en Allemagne, publient des faits sensiblement analogues.

Or, dans tous les cas précédents il ne s'agit que d'adénomes sébacés, assez volumineux, uniques, non symétriques par conséquent, de siège très variable, et anatomiquement caractérisés par une simple hypertrophie glandulaire. Au contraire avec Balzer et Ménétrier d'une part, Balzer et Grandtomme d'autre part, la question change de face. Ces auteurs, en effet, décrivent sous le nom d'adénomes sébacés des tumeurs très petites, multiples, symétriques, siégeant surtout à la face et plus particulièrement dans le sillon naso-génien, formées enfin d'un stroma conjonctif enserrant des lobules épithéliaux dont le centre est en dégénérescence kystique.

Depuis lors les observations publiées suivent un

double courant : celui des tumeurs symétriques et celui des tumeurs non symétriques. A la première classe appartiennent celles de Brocq, Vidal, Hallopeau et Merklen, Pringle, Caspary, Crocker, Jamieson, Taylor et Barendt, Hallopeau et Leredde, Hallopeau, etc.; à la seconde classe au contraire reviennent celles de Darier, Poncet, Rumchewistch, Bétham, Robinson, Klingel, Pollitzer, Barlow, Poncet et Bérard, Monti, etc.

M. le Pr Terrier, ayant eu l'occasion d'observer et d'opérer au mois d'avril dernier une tumeur que l'on peut faire rentrer dans ce genre d'affection, nous engagea de rechercher ce qui avait été publié sur ce sujet et d'en faire l'objet de notre thèse. N'ayant trouvé, en France du moins, aucun travail d'ensemble sur cette question, il nous a paru intéressant de réunir et de grouper les principales observations qui ont été rapportées sous la dénomination d'adénomes sébacés, et que l'on trouve éparses, non seulement dans les périodiques français, mais encore dans les périodiques allemands, anglais et italiens.

Nous diviserons notre sujet en trois chapitres : dans le premier, nous exposerons le cas de M. le Pr Terrier; dans le second, nous ferons une étude des adénomes sébacés en général; dans le troisième, nous discuterons la place que doit occuper l'observation que nous rapportons. Puis nous en déduirons des conclusions.

Mais avant d'aller plus loin, nous avons un devoir à remplir, celui d'adresser à M. le Pr TERRIER l'expression de notre plus profonde gratitude pour l'accueil bienveillant qu'il n'a cessé de nous prodiguer pendant la rédaction de notre travail, et aussi celui de remercier très sincèrement M. le Dr Mignot, chef du laboratoire de la clinique chirurgicale de la Pitié, pour avoir bien voulu rédiger la partie anatomique de notre observation et nous avoir souvent aidé de ses conseils éclairés.

CHAPITRE I

OBSERVATION DE M. LE Pr TERRIER

Mlle X..., 22 ans.

Pas d'antécédents héréditaires particuliers.

Pas d'antécédents personnels et notamment pas de tares ner
veuses.

Présente en dehors et en arrière de la grande lèvre du côté
droit une tumeur dont le début remonte à quatre ou cinq ans au
moins. Cette tumeur a progressivement augmenté de volume ;
toutefois, l'accroissement a été un peu plus rapide dans les derniers temps. Son évolution ne s'est manifestée par aucun phénomène subjectif ; jamais la malade n'a ressenti la moindre douleur ;
c'est à peine si elle a eu un peu de gêne vers la fin. Mais l'augmentation continue de cette saillie la détermina à signaler son
affection à ses parents. On consulta alors M. Terrier qui trouva
une tumeur légèrement bosselée, de consistance molle, recouverte
de poils et de la même couleur que la peau. Son volume était celui
d'une grosse noix ; elle était, en outre, pédiculée. La peau qui la
recouvrait était amincie par places, mais sa vascularisation était
normale. Elle offrait enfin une mobilité parfaite sur les plans profonds. Pas de ganglions.

L'ablation totale de la tumeur fut pratiquée le 16 avril 1901.
M. Terrier fit en dedans et en dehors d'elle une double incision
verticale, de façon à la circonscrire et à en dépasser quelque peu
les limites. L'opération s'effectua d'ailleurs sans aucune espèce de
difficulté. Trois ou quatre crins de Florence rapprochèrent les

deux lèvres de la plaie ; une réunion par première intention fut obtenue en quelques jours. Guérison complète.

Examen anatomique. — 1° Macroscopiquement : la tumeur présente la forme d'un ovoïde : sa grosseur est celle d'une très grosse noix. Elle a une longueur de 4 centimètres, une largeur de 2 centimètres et une hauteur également de 2 centimètres. A l'union de sa moitié interne avec sa moitié externe, elle est circonscrite par un sillon assez profond et surtout marqué vers l'une de ses extrémités. Ce sillon circulaire étrangle la tumeur d'une façon telle qu'elle a une apparence bilobée en forme de sablier. La peau qui la recouvre est très amincie, mais elle a conservé son aspect normal ; elle présente, en outre, quelques poils.

Sur une coupe pratiquée suivant sa largeur, la tumeur apparaît nettement limitée, aussi bien du côté de la peau qui l'entoure sur les trois quarts de sa surface que du côté du tissu cellulaire de la région dans laquelle elle s'enfonce, assez profondément du reste, puisque la moitié environ du néoplasme est située au-dessous du plan cutané. Elle est constituée par deux grandes alvéoles limitées par de fines travées et subdivisées elles-mêmes en alvéoles plus petites par des travées plus fines. Par la pression, la matière, qui remplit les alvéoles, et qui ne semble pas très adhérente à celles-ci, tend à s'échapper sous la forme de petits grains blanchâtres analogues à de la semoule. A la base de la tumeur se trouve un kyste du volume d'un très gros pois contenant un liquide transparent et visqueux identique à celui des kystes synoviaux. Ce kyste occupe toute une des extrémités de la tumeur et se prolonge jusqu'à l'autre extrémité sous forme d'un petit diverticule de 4 à 5 millimètres de diamètre.

La tumeur enfin est très nettement circonscrite du côté du tissu cellulaire par une membrane mince, mais qui semble très résistante. C'est cette membrane qui, sur une partie de son étendue, limite la face profonde du kyste que nous venons de décrire.

2° Des coupes microscopiques de la tumeur ont été faites après fixation au sublimé. Elles ont été, en outre, colorées par les différentes méthodes usitées en histologie.

Sur des coupes colorées à l'hématoxyline et au picro-carmin :

La peau qui entoure la tumeur ne présente rien d'anormal, si ce n'est son amincissement et un développement papillaire qui semble un peu exagéré.

Entre la peau et la tumeur, il existe une couche de tissu cellulaire lâche très vasculaire qui, au voisinage direct du néoplasme, se condense et forme une membrane d'enveloppe fibreuse et résistante. Cette membrane limite également la tumeur du côté de sa face profonde. Elle est donc partout continue et en aucun point on ne remarque d'envahissement épithélial.

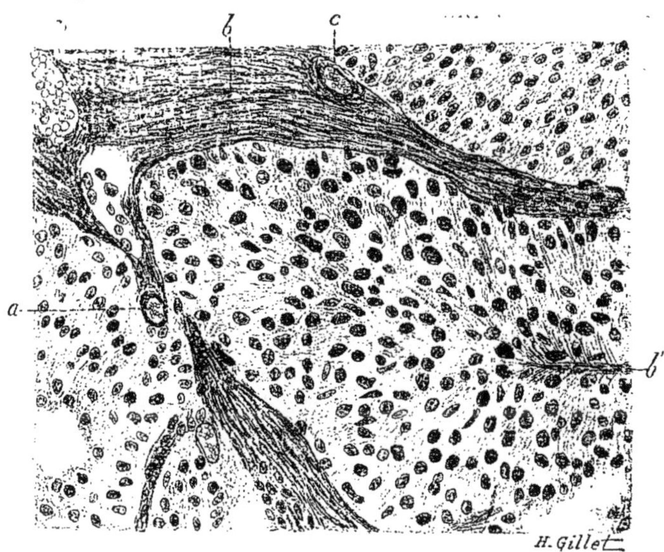

Fig. 1 — *a*, artériole ; *b*, travées conjonctives principales ; *b'*, travées conjonctives secondaires ; *c*, veine.

La tumeur proprement dite est formée de travées conjonctives et d'alvéoles. Les travées sont constituées par du tissu fibreux très dense contenant extrêmement peu de vaisseaux. En certains points, les fibres qui, la plupart du temps, sont rectilignes et dirigées dans le sens des travées prennent surtout au niveau de l'intersection de ces travées la forme de tourbillons irréguliers analogues à ce qu'on observe dans les fibromes utérins. A ce niveau, le tissu fibreux est plus vascularisé et présente même d'assez grosses veines. De ces travées principales partent de fins prolongements fibreux qui subdivisent la tumeur en un grand nombre de petites alvéoles. Enfin, ces prolongements fibreux sont en beaucoup de points constitués par de longues languettes fibreuses qui, sur les coupes, apparaissent comme de petits îlots fibreux.

Les alvéoles sont remplies par des cellules présentant des formes variables, mais un aspect toujours identique au point de vue de leur constitution. Elles sont, en effet, formées par un très gros noyau. Ce noyau, après coloration à la safranine, a une forme ovoïde, quelquefois arrondie ; il présente encore un nucléole très petit et des granulations irrégulièrement disséminées. Le protoplasma clair est très peu abondant. La membrane d'enveloppe est très mince.

Les cellules présentent presque toutes une forme générale allongée ; quelques-unes ont même un aspect fusiforme. Elles ne sont pas disséminées sans ordre, mais groupées de la façon suivante. Les plus allongées s'implantent directement par une de leurs extrémités sur les travées fibreuses, de telle sorte qu'au point où ces travées sont coupées suivant leur grand axe, l'aspect de la coupe ressemble à celui d'une barbe de plume. Quand les prolongements fibreux sont au contraire coupés perpendiculairement à leur direction, on voit les cellules s'implanter sur eux comme les rayons d'une roue.

En certains points d'ailleurs assez rares, les cellules deviennent globuleuses et beaucoup plus volumineuses, avec un noyau plus petit.

La coupe de la tumeur présente par places un aspect plus clair, et quand on étudie ces points avec un plus fort grossissement, on voit que les cellules ont absolument changé d'aspect. Beaucoup plus volumineuses, globuleuses, elles présentent un aspect absolument clair et une membrane d'enveloppe très nette. Le noyau tout petit est accolé à la paroi. — Vers le centre de ces espaces clairs,

on trouve un magma indistinct, peu volumineux, autour duquel
les cellules sont plus petites et aplaties. — Par des colorations à

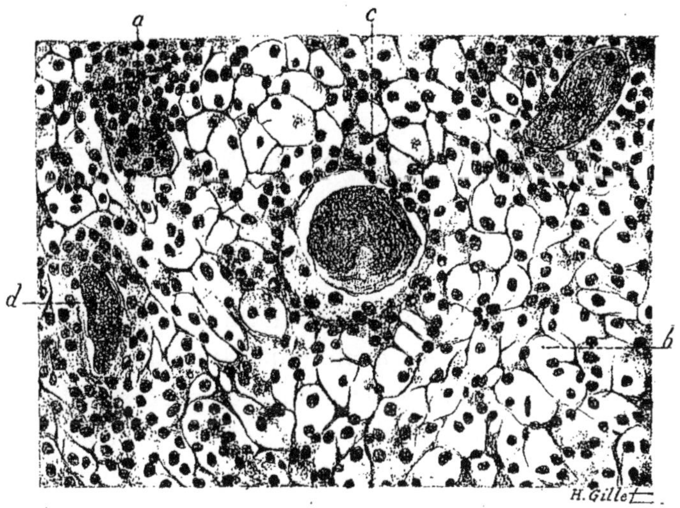

Fig. 2. — *a, b,* éléments cellulaires épithéliaux ; *c,* centre de dégénérescence sébacée ;
d, veine.

l'acide osmique, on constate que les grandes cellules claires contiennent une grande quantité de matière grasse et que les foyers
dégénérés en contiennent également. Il est certain qu'il s'agit là
d'une évolution des cellules vers le type sébacé. Probablement les
cellules aplaties que nous venons de signaler sont les mêmes que
les grosses, mais vidées de leur graisse qui s'est accumulée au
centre du lobule sous forme de magma indistinct.

Les parois du kyste sont formées par plusieurs rangées de cellules d'autant plus dégénérées qu'on se rapproche davantage de sa
face interne.

CHAPITRE II

ÉTUDE GÉNÉRALE DES ADÉNOMES SÉBACÉS

A. — DÉFINITION

On a donné des définitions multiples des adénomes. Broca par exemple les qualifie de « tumeurs non seulement homeomorphes, c'est-à-dire composées d'éléments analogues à certains éléments normaux, mais encore homologues, c'est-à-dire composées d'un tissu analogue à un tissu normal ». A côté de cela Rindfleish dit « qu'en dehors du stroma, l'adénome est formé par des cellules épithéliales dont la disposition rappelle celle de l'épithélium des glandes tubuleuses ou acineuses ». D'autre part Brault les définit « des tumeurs qui offrent la même structure que les glandes ». Labbé et Coyne en font les analogues « des épithéliomas intracanaliculaires de Billroth ». La plus grande majorité de l'école allemande les classe à côté du carcinome, et les appelle du nom de carcinoma adenomatosum simplex. Pour Quénu « ce sont des tumeurs formées de tissu glandulaire, se distinguant des épithéliomas par la régularité des formations épithéliales, leur ressemblance intime avec les glandes normales, la présence d'une membrane propre, et la lenteur de leur développement; elles n'ont aucune tendance à envahir le système lymphatique et à se généraliser ; leur bénignité est donc réelle ». Ziégler et Barlow à leur tour ne décrivent sous le nom d'adénomes que des tumeurs ayant pour origine une glande, mais une glande qui a perdu ses fonctions sécrétoires.

Quoi qu'il en soit de toutes ces définitions, il nous faut en adopter une et celle qui nous paraît le mieux répondre à la généralité des cas appartient à Darier. Pour cet auteur en effet « *les adénomes sont des néoformations à point de départ glandulaire dont les éléments reproduisent plus ou mois exactement la texture des glandes dont ils proviennent.* »

B. — CLASSIFICATION DES ADÉNOMES SÉBACÉS

Darier les divise en deux grandes classes : les adénomes sébacés symétriques et les adénomes sébacés non symétriques. Nous conserverons cette classification en y introduisant toutefois une légère variante qui nous est suggérée par la lecture des passages suivants de l'observation de Jamieson : « L'éruption consiste en papules jaunâtres..... Elle siège surtout du côté droit du front près de l'origine des cheveux..... Il existe aussi quelques papules sur le côté gauche du front. » Et plus loin nous lisons encore : « Bien que dans mon cas l'on observe des nodules du côté gauche du front, le plus grand nombre est situé du côté droit. » Il résulte donc de là que les adénomes sébacés du premier groupe ne sont pas constamment symétriques. En revanche ils paraissent être toujours bilatéraux. Par conséquent nous admettrons la classification suivante :

1° Adénomes sébacés bilatéraux d'ordinaire symétriques;

2° Adénomes sébacés non symétriques.

I. — *Adénomes sébacés bilatéraux d'ordinaire symétriques.*

1° Leur *étiologie* est fort peu connue : elle se réduit à de vagues notions sur l'âge, le sexe, l'hérédité et la coïncidence avec certains états nerveux.

En ce qui concerne l'âge, il y a lieu de dire que les adénomes sébacés apparaissent dans les premiers temps de la vie. Peut-être même sont-ils congénitaux.

Pour ce qui est du sexe, nous dirons seulement qu'ils atteignent beaucoup plus souvent la femme que l'homme et cela dans une proportion qui ne semble pas inférieure à quatre contre un.

Il est possible que l'hérédité ait une certaine influence. Car la malade de Balzer et Ménétrier raconte que sa mère était atteinte d'une affection analogue à la sienne. Et puis Taylor et Barendt ont publié une observation dans laquelle ils rapportent qu'une jeune fille de 19 ans, Elisabeth W..., présentait des adénomes sébacés ainsi que son père et son frère Frédéric ; et même, suivant les dires de la malade, un autre de ses frères, Georges, aurait eu une éruption absolument identique.

Pour en avoir fini avec l'étiologie, il ne nous reste plus qu'à parler des rapports des adénomes sébacés avec certains troubles nerveux. Signalés dans la plupart des observations, ces troubles consistent soit dans une idiotie plus ou moins complète (Taylor et Barendt), soit dans un amoindrissement de l'intelligence (Pringle), soit encore dans des désordres épileptiques (Hallopeau et Leredde). Feulard a même rapporté en 1895 à la Société de dermasologie et de typhiligraphie le cas « d'une jeune fille de 13 ans qui présentait à la face sur les deux côtés du nez et les parties adjacentes des joues des adénomes sébacés télangiectasiques multiples et sur laquelle son confrère et ami le Dr Sollier lui avait fourni les renseignements suivants : idiotie, absence complète de parole, inconscience absolue, hémiplégie spasmodique droite. »

2° *Cliniquement* et *anatomiquement* d'ailleurs il est possible de faire une distinction entre les différents cas qui ont été publiés comme appartenant à cette variété d'adénomes. Nous établirons donc deux types suivant qu'il y aura adénome avec ou sans télangiectasie.

Les deux principales observations d'adénomes sans télangiectasie sont celles de Balzer et Ménétrier et de Balzer et Grandhomme. On en peut rapprocher celles de Jamieson et de Rosenthal. Puisque Balzer, en collaboration avec Ménétrier et Grandhomme, est le premier à avoir décrit cette variété, il convient de désigner le premier type sous le nom de type Balzer.

Quant aux faits d'adénomes avec télangiectasie, on en doit surtout l'étude aux frères Pringle qui, dans un excellent article du *British Journal of Dermatology* de 1890, ont pu réunir à côté de leur observation personnelle les trois autres cas de Brocq, Vidal, Hallopeau et Merklen. Puis Caspary, Crocker, Taylor et Barendt sont successive-

ment venus ajouter leurs observations aux précédentes.
Nous décrirons ce deuxième type sous la rubrique :
type Pringle.

Darier publia le 13 mai 1890 dans une séance de la
Société de Dermatologie un cas de nœvi vasculaire et
verruqueux de la face, affection confondue avec les adénomes sébacés. Il admettait à cette époque que les nœvi
vasculaires et verruqueux d'une part, et les adénomes
sébacés d'autre part, étaient deux affections ayant une
certaine analogie, mais qu'il ne fallait cependant pas confondre. Hallopeau dans la même séance s'opposa contre
cette manière de voir et posa le principe de leur unité.
Puis le 9 mai 1895, Hallopeau et Leredde rapportèrent
toujours à la Société française de Dermatologie l'observation d'un malade présentant à la fois non seulement
des altérations, les unes vasculaires et conjonctives et les
autres sébacées, mais encore tous les intermédiaires en
tre ces deux ordres de lésions. Ils conclurent de ce fait à
l'unité des affections comprises sous le nom d'adénomes
sébacés, nœvi vasculaires et verruqueux, etc... « Il s'agit
suivant nous, disent-ils, d'une maladie qui n'a pas toujours le même aspect clinique, ni microscopique mais
dont les caractères essentiels sont : le début dans l'enfance, la symétrie des altérations faciales, la forme lobulée dont l'aspect varie suivant que l'élément sébacé ou
vasculaire prédomine. » Darier à la suite de cette com-
munication se rangea à l'avis de Hallopeau et Leredde.
Et depuis ce temps il existe, à côté des types Balzer et
Pringle, le type Darier. Nous ne croyons pas qu'il faille
conserver ce troisième type parmi les adénomes sébacés

et cela pour les raisons suivantes : dans le cas de Darier l'examen histologique montra une télangiectasie des vaisseaux papillaires et sous-papillaires avec hypertrophie fibreuse du corps papillaire ; de plus les glandes sébacées n'étaient ni multipliées, ni hypertrophiées. Nous pouvons conclure, croyons-nous, puisque les glandes sébacées ne sont pas altérées, qu'il n'y a aucune analogie entre les nœvi vasculaires verruqueux et les adénomes sébacés. D'autre part Hallopeau et Leredde nous disent qu'il s'agit d'une maladie qui n'a pas toujours le même aspect clinique, ni microscopique. C'est, à notre sens, une autre raison pour les dissocier et non pour les réunir. En somme, nous pensons qu'il faut comme par le passé décrire les nœvi vasculaires et verruqueux avec les nœvi vasculaires simples et non avec les adénomes sébacés.

z. ADÉNOMES DU TYPE BALZER. — Les adénomes de cette variété se présentent sous la forme de tumeurs petites, très nombreuses, siégeant à la nuque, dans le cuir chevelu, et surtout à la face. Elles se rencontrent en effet constamment dans cette dernière région où elles sont toujours bilatérales, et souvent symétriques. Elles y affectent de plus des localisations de prédilection : les sillons naso-géniens en particulier en sont presque toujours recouverts. Elles se montrent moins souvent aux paupières, au front, sur les joues, au pourtour du conduit auditif externe, ou dans le pli mentonnier.

Leur volume est excessivement variable ; les plus petites ont les dimensions d'une tête d'épingle ; les plus grosses, qui sont en même temps les moins nombreuses, atteignent celles d'une lentille ou d'un pois. Au surplus, il est possible de rencontrer tous les intermédiaires entre ces deux extrêmes. Chose remarquable, il semble que lorsqu'elles ont acquis un certain volume, elles doivent forcément rester stationnaires.

Leur nombre n'est pas moins variable. Mais quelque soit ce nombre, elles se montrent sous deux aspects différents : elles sont discrètes ou confluentes. Toutefois la confluence n'est jamais telle qu'elles ne conservent leur indépendance absolue. Enfin il existe une relation entre le siège et le nombre des tumeurs. Bien qu'elles puissent être partout discrètes ou confluentes, il est cependant certain que les tumeurs confluentes s'observent surtout au niveau des sillons naso-géniens, tandis que les tumeurs discrètes se rencontrent principalement du côté des joues.

Quant à la forme des adénomes elle est parfois celle d'une petite saillie hémisphérique ; d'autres fois au contraire celle d'une papule légèrement aplatie. D'ordinaire sessiles, ils peuvent cependant avoir une tendance à la pédiculisation, notamment le long du bord libre des paupières.

Leur couleur est en règle générale celle de la peau voisine. Néanmoins, il n'est pas absolument rare de leur trouver un aspect jaunâtre, ou encore d'y rencontrer de très légères arborisations veineuses qui sillonnent leur surface. Souvent aussi les saillies hémisphériques de la face laissent voir de petits points blancs arrondis ayant une certaine ressemblance avec le milium sébacé et qui sont de tous petits kystes contenus dans ces tumeurs.

La consistance est dure, ferme, résistante au toucher, suffisante même pour permettre leur énucléation avec la curette tranchante.

Les adénomes sébacés enfin sont absolument indolents. Et si Jamieson a signalé des démangeaisons à leur niveau, c'est qu'on avait fait auparavant des applications de pommade à l'oxyde de zinc.

La marche de cette affection est progressive et lente. Elle est progressive parce qu'aussitôt après son début, elle n'arrive pas immédiatement à son maximum : peu à peu de nouvelles tumeurs viennent s'ajouter aux anciennes, augmentant ainsi progressivement leur nombre. Elle est lente parce qu'elle met des années à évoluer : la malade de Jamieson avait vu débuter son affection quatre ans avant d'aller le consulter; celle de Balzer et Ménétrier souffrait déjà depuis dix ans; celle enfin de Balzer et Grandhomme a toujours eu ses boutons, et elle avait 32 ans!

Le pronostic d'une affection qui n'est la source d'aucune gêne ni d'aucune douleur, et qui évolue avec une aussi grande lenteur, est forcément bénin. Elle commande cependant l'intervention en raison de l'aspect défigurant qu'elle donne aux malades.

Microscopiquement, les tumeurs de ce groupe sont situées au-dessous d'un épiderme normal. Elles sont en outre constituées par une charpente de tissu conjonctif dense et fibreux, par des amas cellulaires disposés en lobules et rappelant par leur forme l'aspect ramifié des glandes sébacées, et enfin par des kystes situés au milieu de lobules ou en connexion avec eux.

Le tissu conjonctif forme une capsule à l'adénome, ce qui l'isole des parties voisines, et un stroma, ce qui sépare les lobules les uns des autres.

A un faible grossissement le tissu des lobules présente le plus souvent un aspect réticulé composé de tubes pleins, ramifiés et anastomosés en un réseau compliqué formé de travées fortement colorées interceptant des espaces clairs qui sont les mailles du réseau. A un fort grossissement le réticulum est constitué par de petites cellules épithéliales, tassées les unes contre les autres avec un gros noyau qui se colore fortement par les réactifs et un protoplasma relativement peu abondant. Ces petites cellules sont fort semblables à celles qui dans les glandes sébacées normales sont situées immédiatement contre la membrane propre et qui n'ont pas encore subi l'infiltration graisseuse.

Quant aux kystes, ils semblent résulter d'une transformation partielle des cellules du néoplasme en éléments sébacés.

β. Adénomes du type Pringle. — Après la description clinique et anatomique que nous venons de donner du type Balzer, nous n'avons que fort peu de chose à dire pour faire connaître le type Pringle. Étant donné que ces deux types ont entre eux beaucoup d'analogies, notre exposé se bornera surtout à donner leurs caractères différentiels. La bilatéralité, voire même la symétrie des lésions se retrouvent ici comme dans le cas précédent. Quant au siège, il est à peu près le même, avec cette différence toutefois que les tumeurs ont la face pour siège à peu près exclusif. Et alors on les retrouve particulièrement

abondantes au niveau des sillons naso-géniens ; on les
retrouve même au front, aux paupières, aux joues, à la
lèvre supérieure et dans le pli du menton. Pour ce qui
est du volume, du nombre, de la consistance et de l'indolence des lésions, il est absolument identique dans les
deux cas. Mais il existe une différence capitale dans la
coloration. Tandis que dans le type Balzer, elle est la
même que celle de la peau environnante, dans le type
Pringle au contraire elle est rose, rouge pâle, rouge vif,
ou même rouge noire au point de donner l'aspect d'une
mûre. Cette coloration rouge, plus ou moins foncée, est
incontestablement due à l'excès de vascularisation qui
règne dans les parties malades. Le fait est d'ailleurs
facile à vérifier par l'un des deux procédés suivants : si
l'on appuie avec la pulpe du doigt sur l'une des saillies,
elle s'aplatit ; ou bien si l'on fait une piqûre avec une
aiguille parfaitement aseptique, elle détermine une
hémorragie parfois difficile à arrêter.

La marche est ici encore progressive et lente ; le pronostic est également favorable.

L'examen microscopique, lui aussi, va nous révéler de
nouvelles différences : l'épiderme est ou normal, ou
aminci, ou encore hypertrophié dans ses couches profondes. Dans le chorion, les lésions sont caractérisées
par une hypertrophie fibreuse du corps papillaire, mais
sans apparence d'inflammation ni d'infiltration cellulaire.
Il y a dilatation des vaisseaux des papilles et même du
plexus sous-papillaire. Quant aux glandes sébacées elles
ont subi une multiplication énorme qui rappelle à première vue l'aspect du rhinophyma sébacé. Malgré cette

multiplication les glandes ont conservé leur épithélium normal.

En somme, il s'agit dans ce cas d'une hypertrophie sébacée accompagnée de nœvi vasculaire et verruqueux.

3° *Le diagnostic* des adénomes sébacés bilatéraux est facile quand on a vu un malade porteur de cette affection ou quand on connaît les moulages du musée de l'hôpital Saint-Louis (n°ˢ 1044, 1165, 1169, 1170, 1291, 1384, 1502, 1732). On ne les confondra pas alors avec : les diverses sortes d'acné, le molluscum contagiosum, les verrues planes juvéniles, les nœvi vasculaires et verruqueux de la face, la dégénérescence colloïde du derme ou les syphilides acnéiformes. Il est cependant une affection avec laquelle on fera une erreur presque fatale ; nous avons cité l'adénome sudoripare : il n'y a guère en effet que le microscope qui puisse lever les doutes.

II. — *Adénomes sébacés non symétriques.*

1° Leur *étiologie* n'est pas mieux connue que celle des adénomes sébacés bilatéraux. L'âge ne semble avoir aucune influence, puisqu'il varie entre 20 et 70 ans. Toutefois il est à remarquer que souvent les malades âgés sont déjà porteurs de leur tumeur depuis un temps éloigné ; ce qui se traduit par cette notion que le début a d'ordinaire lieu entre 20 et 30 ans. Les deux sexes paraissent leur payer un égal tribut. En dehors de ces deux considérations sur l'âge et le sexe, considérations qui d'ailleurs n'ont que fort peu de valeur, nous ne savons à peu près rien sur les causes des adénomes non symétriques.

2° Quant au *siège*, il est des plus variables. Cependant, ces tumeurs ont une certaine prédilection pour les régions riches en glandes sébacées. C'est ainsi que le cuir chevelu est le plus fréquemment atteint (cas de Bock, May, Barlow, Aitken, Poncet, Bérard, Rafin). Après lui, les sillons naso-géniens (Darier), l'oreille externe (Klingel), le front (Pollitzer), la paupière droite inférieure (Rumchewitsch), les tempes (Beth. Robinson) et les ailes du nez (Monti) sont les régions les plus manifestement susceptibles de présenter l'une de ces saillies. Quoi qu'il en soit de ces localisations, si elles sont les plus fréquentes. elles ne sont pas les seules : certains auteurs en ont vu sur le scrotum (Rafin), sur la fesse droite (Delore) et même dans le dos (Rafin).

3° *Cliniquement,* les adénomes sébacés non symétriques ne présentent que fort peu de symptômes subjectifs. C'est à peine si les malades signalent une gêne perceptible. Quant à la douleur elle est particulièrement exceptionnelle.

En revanche, les symptômes objectifs sont très nets. Ils sont à peu près les mêmes que ceux des loupes. En effet les tumeurs sont tantôt uniques, tantôt multiples : on en a compté jusqu'à 30, 40, 50 et même 60 chez un seul malade. Leur volume varie entre celui d'une noisette et celui d'une mandarine. Elles siègent sous une peau qui peut conserver son épaisseur normale, mais qui d'ordinaire est plus ou moins amincie. De plus, elles sont très mobiles sur les plans profonds ; ce n'est que très rarement qu'elles contractent des adhérences.

Bien qu'à leur niveau, la peau présente dans la pluralité des cas sa coloration habituelle, il est quelquefois possible d'y rencontrer une vascularisation exagérée, d'où un aspect rouge violacé (Monti).

Souvent la surface extérieure est bosselée et parcourue par des sillons d'une profondeur variable. Souvent aussi, soit à l'œil nu, soit à la loupe, l'on aperçoit des orifices au point où les canaux excréteurs hypertrophiés des glandes sébacées viennent s'aboucher au dehors. Et quand ces tumeurs siègent dans une région normalement revêtue de poils ou de cheveux, ces poils ou ces cheveux persistent ou au contraire disparaissent.

Pour ce qui est de la manière dont les adénomes sébacés se continuent avec les tissus environnants, elle est double ; dans un certain nombre de cas en effet, ils sont sessiles, dans d'autres ils sont pédiculés. Il semble même que plus les tumeurs augmentent en volume, plus elles ont une tendance à se pédiculiser.

La consistance est loin d'être univoque. En règle générale elle est mollasse. Mais elle est susceptible de varier avec la structure ; ainsi dans les deux cas de Klingel, elle était dure et ferme parce qu'il s'agissait d'adénomes sébacés fibreux.

L'envahissement des ganglions correspondant aux parties malades n'a été relevé que par Poncet et Bérard mais cet engorgement n'est nullement d'origine néoplasique, il reconnaît pour cause une infection dont voici le mécanisme fort simple. Les adénomes sont susceptibles de s'ulcérer (Nasse, Poncet) ; ils offrent donc à ce moment une porte d'entrée tout ouverte pour les germes pathogènes ; et la résultante est l'inflammation du système lymphatique.

4° La *marche* est d'une lenteur remarquable. Il faut de nombreuses années pour que la maladie arrive à son terme ultime.

5° Les modes de *terminaison* sont multiples. Il est des cas où il y a guérison parce que le chirurgien intervient par l'extirpation, et parce qu'en outre il n'y a jamais de récidive. Il est d'autres cas où l'adénome se termine par calcification ainsi que cela résulte des travaux de Malherbe et Chenantais. D'autres fois il y a ulcération, phénomène qui, outre la perte de substance, se caractérise par des démangeaisons, origine d'hémorragies rebelles, et par une odeur nauséabonde rappelant celle de la fermentation épithéliale et de la graisse rancie. Mais tous ces modes de terminaison sont relativement heureux, car alors même qu'il y a ulcération et infection, il y a guérison dans la presque majorité des cas, car les malades viennent à ce moment réclamer les soins du chirurgien. Beaucoup plus graves sont ces faits (Lucke, Shatock) où l'on a observé la transformation carcinomateuse de l'adénome : alors la généralisation et la mort surviennent forcément dans un délai assez bref.

6° Le *pronostic* en général bénin doit cependant contenir une certaine part de réserve, puisqu'il existe un mode de terminaison par carcinome.

7° Au point de vue *anatomique,* il faut distinguer deux cas.

Dans le premier les lésions sont constituées par une hypertrophie considérable des glandes sébacées ; les tissus donnent même parfois si bien l'aspect glandulaire que Rindfleish l'a vu analogue à celui que donne la

coupe d'une glande mammaire. A l'œil nu et au micros-
·cope, on note un stroma conjonctif, tantôt dense, tantôt
lâche, et du parenchyme glandulaire. Le tissu conjonctif
offre deux faits principaux à retenir : il établit une bar-
rière très nette entre le néoplasme et les tissus environnants ; en second lieu il est parfois si abondant qu'il
constitue à peu près toute la tumeur : il y a alors adénome fibreux. Le parenchyme glandulaire rappelle de
tous points la structure des glandes sébacées normales ;
il existe une membrane propre sur laquelle repose
immédiatement une première couche de cellules assez
petites ; puis plus en dedans viennent des cellules plus
volumineuses où l'on aperçoit déjà des gouttelettes graisseuses. Tout à fait au centre ce sont de grosses cellules
qui ont subi la dégénérescence sébacée.

Dans le second cas au contraire l'aspect change
complètement ; il y a toujours un stroma de tissu conjonctif plus ou moins dense, isolant la tumeur des tissus
voisins et la subdivisant en lobules ; mais le parenchyme
néoplasique est profondément modifié. Au lieu d'être
composé d'acini avec ses éléments typiques, il est formé
de nappes de cellules épithéliales sébacées jeunes et à
gros noyau.

Dans les deux cas la peau qui la recouvre peut être
normale ; c'est assez rare. Elle est d'ordinaire amincie.
D'autres fois même elle a disparu ; il y a alors ulcération :
de là une inflammation et une infiltration du néoplasme
par de multiples cellules embryonnaires ;

8° Le *diagnostic* n'est pas trop difficile quand on est
prévenu de l'existence de ce genre de tumeurs. On élimi-

nera d'ordinaire assez facilement les lipomes et les fibromes sous-cutanés. L'embarras sera déjà grand quand il s'agira de faire la distinction avec la loupe : cependant dans le kyste sébacé la consistance est moins grande, et d'autre part il est quelquefois possible d'apercevoir à travers une peau très amincie la matière sébacée qu'il renferme. Mais là où le diagnostic sera d'une réelle difficulté c'est quand il faudra différencier les adénomes sébacés des kystes sébacés adénomateux ou épithéliomateux, ou encore les adénomes sébacés des adénomes des glandes de Meibomius. A vrai dire, l'erreur sera presque fatale. Au surplus cette erreur ne devra pas être préjudiciable aux malades ; quand on hésitera, il ne faudra pas s'abstenir ; l'extirpation de la tumeur devra être faite le plus tôt possible.

C. — TRAITEMENT.

Quand on se trouvera en présence d'adénomes sébacés bilatéraux d'ordinaire symétriques, on aura recours aux différents procédés usités en dermatologie : pommade à l'oxyde de zinc, scarifications, galvanocautère, et enfin curette tranchante.

Mais lorsqu'on aura affaire à des tumeurs assez volumineuses, la chirurgie interviendra. On aura soin de faire des ablations larges pour éviter les récidives possibles ou la transformation carcinomateuse. On ne négligera pas non plus l'asepsie. De la sorte il y aura toujours succès opératoire.

CHAPITRE III

A côté de quelle variété d'adénomes. convient-il de placer le cas observé par M. le Pr Terrier ?

Nous pouvons répondre de suite qu'il n'offre aucune analogie, ni clinique, ni anatomique avec le groupe des adénomes sébacés bilatéraux et symétriques. Au contraire il ressemble beaucoup à ceux du deuxième groupe. Il en a pour ainsi dire tous les caractères cliniques. Ses dimensions, sa parfaite mobilité sur les tissus profonds, sa consistance, sa situation sous une peau amincie par places, son mode d'évolution nous permettent d'y reconnaître une tumeur du même ordre. Mais par le fait de sa structure anatomique, il est possible de pousser encore plus loin nos rapprochements. En effet, parmi les adénomes sébacés non symétriques, il en est qui sont constitués par une hypertrophie conjonctive intense et un parenchyme glandulaire considérablement augmenté; d'autres, au contraire, sont caractérisés par un faible stroma conjonctif enserrant une prolifération énorme de cellules épithéliales jeunes, ayant un protoplasma peu abondant et un gros noyau. A ces derniers caractères nous reconnaissons les observations de Poncet et de Bérard, et aussi celle que nous publions.

Ce qui fait donc qu'en dernière analyse nous croyons

pouvoir ranger dans le même cadre les deux cas de Poncet et le nôtre. Et si nous voulions leur donner leur véritable épithète, nous les qualifierions avec Bérard d'épithélioma sébacé bénin. Toutefois, si la lésion fondamentale est à peu près identique, il ne nous faut pas négliger de dire que les malades de Poncet présentaient quelques ulcérations au niveau de leurs tumeurs ; ce qui explique leur inflammation et leur infiltration par des cellules embryonnaires, phénomènes que nous ne pouvons rencontrer chez notre malade puisqu'il n'y avait aucune perte de substance.

OBSERVATIONS

Nos observations sont groupées d'après un ordre qui est identique à celui que nous avons adopté pour la description des adénomes sébacés en général.

I. — Adénomes sébacés bilatéraux d'ordinaire symétriques

α. — *Observations du type Balzer.*

1. Observation de Balzer et Ménétrier
(Résumée.)

Rosine E..., domestique, 21 ans.

Rien de spécial dans les antécédents héréditaires, si ce n'est que la mère de la malade présente depuis fort longtemps au visage des petites tumeurs assez semblables à celles qu'on observe sur elle-même ; mais il faut ici croire la malade, car son récit n'a pu être contrôlé.

Ce fut un peu avant la première apparition de ses règles, c'est-à-dire vers 11 ans, qu'elle vit pousser des petits boutons sur son front d'abord, puis peu à peu sur tout le reste de la figure. Ceux-ci sont apparus insensiblement, sans douleur ni gêne, et ont toujours persisté depuis augmentant de nombre incessamment, mais sans jamais dépasser un certain volume. Depuis 3 ans elle s'est aperçue en se peignant qu'il apparaissait de nouveaux boutons sur le cuir chevelu, et enfin dans ces derniers temps ils ont commencé à se montrer à la nuque.

Au moment de son entrée à l'hôpital on lui trouve la face, le cuir chevelu et la nuque parsemés de petites tumeurs en nombre considérable, présentant un aspect presque identique dans toutes ces régions. Ce sont de petites saillies hémisphériques ou légèrement acuminées, pleines, sessiles, de même couleur que la peau voisine et absolument indolentes.

Leur volume est très variable : il va depuis la tête d'une épingle jusqu'à une lentille ou un pois au plus. Il est à remarquer que, quelle que soit leur ancienneté, ils ne dépassent jamais ces dimensions une fois atteintes. Au reste, la saillie qu'elles font à la surface de la peau n'est pas toujours en rapport avec leurs dimensions réelles, et l'on est frappé en les enlevant avec la curette d'en trouver qui, à peine apparentes, présentent déjà la grosseur d'un grain de chènevis enchâssé dans le derme.

Elles sont presque toutes sessiles sauf deux ou trois petites qui, situées au bord libre des paupières, tendent à se pédiculiser. Elles sont ou hémisphériques, ou acuminées ou encore aplaties au sommet avec une large base d'implantation, une surface lisse et uniforme ; d'autres sont très superficiellement lobées, mais ordinairement sans orifices apparents. Elles présentent une indépendance complète, les unes par rapport aux autres ; en aucun point quelle que soit leur confluence on ne les voit se confondre pour former une tumeur plus volumineuse, mais elles restent toujours distinctes en se tassant les unes contre les autres.

Leur couleur est celle de la peau voisine, la plupart paraissent même peu vasculaires : quelques-unes seulement présentent de petites arborisations veineuses. Mais sur un grand nombre et surtout sur celles que l'on rencontre à la face, on voit des petits points blancs arrondis assez semblables à du milium sébacé et qui sont de tous petits kystes contenus dans ces tumeurs. Pour la plupart le ou les kystes sont fort petits par rapport à la tumeur où ils se rencontrent, mais d'autres fois la tumeur est presque uniquement formée par un kyste miliaire.

Leur tissu est ferme, résistant au toucher, de consistance assez grande pour qu'on puisse les énucléer avec une curette tranchante. Cependant comme ils pénètrent assez loin dans le derme et même jusqu'à l'hypoderme, il arrive souvent qu'on brise en l'arrachant leur prolongement profond. Néanmoins la petite tumeur paraît nettement séparée des tissus voisins et sa portion profonde présente un aspect lobulé plus ou moins apparent.

Toutes sont absolument indolentes. L'affection marche avec une lenteur extrême. La malade nous affirme qu'au moment de ses règles les boutons du visage deviennent plus volumineux ; mais nous n'avons jamais constaté ce changement d'ailleurs peu vraisemblable, étant donné le peu de vascularité de ces tumeurs.

Disséminées à la face, dans le cuir chevelu et à la nuque, ces tumeurs affectent dans ces régions des sièges de prédilection, tandis qu'en d'autres points, au contraire, elles sont extrêmement rares. Au front on en trouve peu sur la ligne médiane et sur les tempes, mais elles sont très nombreuses au niveau des bosses frontales surtout en se rapprochant du cuir chevelu. Dans cette région elles sont généralement peu saillantes, larges et plates avec de très nombreux kystes, ou très petites et acuminées.

Le nez n'en présente pas, mais sa base d'implantation est entourée d'une sorte de couronne de ces tumeurs, surtout confluentes dans le sillon naso-génien, ou en arrière de l'aile du nez, où elles sont relativement volumineuses, atteignant jusqu'à la grosseur d'un pois. Là elles sont tassées les unes contre les autres sans se confondre, et entre les plus grosses on en voit de petites semblables à des villosités. Là aussi, elles sont très riches en kystes.

Sur la lèvre supérieure on en voit quelques-unes disséminées généralement peu volumineuses.

On en retrouve un nouveau foyer de confluence extrême dans le sillon labio-mentonnier et surtout à ses deux extrémités. Elles s'y présentent, du reste, avec les mêmes caractères que dans le sillon naso-génien. Il y en a encore quelques-unes dispersées au voisinage des commissures labiales et sur les paupières.

Les autres régions de la face en sont presque complètement indemnes.

Aux oreilles, dans les conduits auditifs externes, les tumeurs sont confluentes au niveau de la paroi postérieure ; là seulement elles sont peu distinctes les unes des autres, mais elles n'empiètent pas assez sur la lumière du conduit pour gêner l'exercice de l'ouïe.

Dans le cuir chevelu, elles y sont irrégulièrement semées en grand nombre sans prédilection pour un point. Celles qui s'y rencontrent présentent beaucoup moins de kystes apparents ; elles ne portent généralement pas de poils, ou bien ils sont comme écartés par le néoplasme et repoussés à la périphérie vers la base d'implantation. Le cuir chevelu est, en outre, le siège d'une séborrhée sèche extrêmement abondante.

A la nuque il n'y en a encore qu'un petit nombre et peu développées, mais toujours semblables à celles décrites à la face.

Rien sur le reste du corps, sauf deux petits molluscums fibreux sur l'épaule et à la partie supérieure de la hanche droite.

État général excellent.

Le traitement recommandé par M. Fournier consista dans l'ablation des tumeurs avec la curette ; il y eut guérison quand tout fut enlevé ; il y eut récidive quand l'ablation fut partielle.

Après fixation à l'alcool absolu, et coloration au picro-carmin ou à l'éosine hématoxylique de Renaut, l'*examen microscopique* montra qu'à :

a) *Un faible grossissement* :

Les tumeurs étaient constituées par un revêtement épidermique, par des amas cellulaires disposés en lobules et par du tissu conjonctif comme charpente. De plus, on trouve des kystes au milieu des lobules ou en connexion avec eux.

1° Les lobules sont généralement bien limités et se distinguent nettement du tissu conjonctif voisin. En nombre variable avec chaque coupe, ils ont aussi un volume très inégal et des formes variées. Il y a souvent des lobules secondaires ; d'où un aspect ramifié de glande, et particulièrement d'une glande sébacée. On voit des culs-de-sac tubuleux ou globuleux branchés avec plus ou moins de régularité sur un conduit excréteur, — ou encore des lobules néoplasiques se réunir à des culs-de-sac sébacés absolument sains pour se continuer ensuite avec un conduit excréteur unique. Donc les glandes sébacées sont l'origine de ces néoformations. — Tous les lobules ne présentent cependant pas une disposition aussi nette : en beaucoup de points le tissu néoplasique se montre en masses arrondies ou irrégulières, quelquefois en tubes sinueux.

Le tissu de ces lobules présente, le plus souvent, un aspect réticulé, formé de tubes pleins, ramifiés et anastomosés en un réseau compliqué, formé de travées fortement colorées interceptant des espaces clairs qui sont les mailles de ce réseau.

Il est, en outre, des points où la glande sébacée n'est pas seule transformée : ici, c'est un follicule pileux qui bourgeonne ou qui s'atrophie ; là, c'est le conduit excréteur d'une glande sudoripare qui est atteint ;

2° L'épiderme est normal ;

3° Toutes ces tumeurs renferment des kystes en nombre variable : on en observe 25, 30 et plus sur une coupe. Ils apparaissent comme des points jaunes au milieu de la masse rouge orangée des lobules. Ils semblent résulter d'une transformation partielle des cellules du néoplasme en éléments sébacés. Le volume de ces kystes est d'ailleurs très variable ;

4° On rencontre enfin, engainant les lobules et les kystes, un stroma conjonctif, dense, fibreux, isolant le néoplasme des parties voisines, et lui formant une enveloppe continue, épaisse, résistante, d'où une facile énucléation.

b) *Un fort grossissement* :

Le tissu nouveau est formé de petites cellules épithélioïdes, tassées les unes contre les autres, avec un gros noyau qui se colore fortement par les réactifs et un protoplasma relativement peu abondant. Leur volume est très variable depuis les grosses qui tendent à se confondre avec la couche de Malpighi jusqu'aux petites d'aspect embryonnaire et situées dans la profondeur. Ce sont elles qui forment le réticulum signalé. Ces petites cellules sont fort semblables à celles qui, dans les glandes sébacées normales, sont situées immédiatement contre la membrane propre et n'ont pas subi encore l'infiltration graisseuse ; vraisemblablement ce sont ces mêmes cellules qui, par leur prolifération, ont constitué les masses néoplasiques. — Ainsi déviées de leur processus normal, ces cellules peuvent encore, par leur évolution ultérieure, leur communauté d'origine, leur parenté avec les éléments des glandes saines, se transformer en amas de matière sébacée qui constituent les kystes.

La plupart des kystes ont la constitution suivante : au centre, une masse jaune où il est difficile de reconnaître les éléments dégénérés ; ce sont des lamelles plates, minces, homogènes. Cette masse ne contient pas de graisse et est limitée par une paroi formée de cellules aplaties, serrées les unes contre les autres, d'autant plus minces, et d'autant moins colorées qu'elles sont plus voisines du centre, tandis qu'au contraire à la périphérie elles tendent à se confondre avec les petites cellules des lobules où le kyste est renfermé. Dans d'autres cas on ne trouve pas ces transformations progressives, la dégénérescence est brusque. — Enfin, mais rarement, d'autres kystes assez volumineux ressemblent fort aux kystes sébacés.

En résumé, ces tumeurs sont constituées par un tissu épithélial, proliféré, distribué en lobules, dont beaucoup rappellent la forme des glandes de la région où ils se sont développés. Cette néoplasie est nettement circonscrite par du tissu fibreux, ne présente en aucun point une tendance envahissante, mais bien au contraire paraît naturellement évoluer en un grand nombre de points vers une dégénérescence spéciale, la transformation sébacée.

2. Observation de Balzer et Grandhomme
(Résumée.)

R..., Anna, domestique, 32 ans.

Peu de choses dans les antécédents héréditaires.

Dans les antécédents personnels, cinq grossesses normales et une suppuration de l'oreille vers l'âge de 23 ans.

Actuellement, la malade est enceinte de 8 mois ; elle accuse un peu de leucorrhée qui a débuté en même temps que la grossesse. Elle présente sur le bras droit au-dessous de l'épicondyle une plaque d'eczéma qui a débuté il y a un mois environ. Depuis la même époque elle a de la conjonctivite et de la blépharite ciliaires plus marquées au niveau de l'œil droit.

Sur la face on trouve de petites tumeurs nombreuses qui, au dire de la malade, ont toujours existé. Jamais leur volume ne s'est modifié, ni leur coloration. Les époques menstruelles ne déterminent aucune modification de leur aspect.

Ces tumeurs se présentent sous forme de saillies hémisphériques, les plus petites offrent à peu près le volume d'une tête d'épingle, les plus grosses à peine celui d'une lentille. Si l'on enlève l'une d'elles, on observe une dépression cupuliforme au niveau du point d'implantation. Elles sont toutes sessiles ; quelques-unes offrent une base d'implantation assez large. Elles sont, pour la plupart, indépendantes les unes des autres. Quelques-unes sont très voisines et superficiellement lobées. Leur couleur est celle de la peau voisine. On remarque quelques rares arborisations vasculaires sur quelques-unes. Sur un certain nombre, on remarque deux ou trois petits points blanchâtres semblables à du milium avec cette différence cependant que la teinte est plus jaunâtre, la limite moins nettement apparente. Ce sont de petits kystes sébacés dont le volume ne dépasse pas celui d'un grain de millet. On ne remarque aucun orifice et la pression ne fait pas sourdre de matière sébacée.

L'indolence est absolue.

Ces petites tumeurs s'observent à la face et surtout au niveau des sillons naso-géniens où elles sont très nombreuses, assez serrées les unes contre les autres. Il en existe également dans le pli mentonnier et spécialement à ses deux extrémités. Sur les paupières elles sont peu abondantes et très nettement isolées les unes des autres. Enfin, des éléments plus rares existent sur les joues, en arrière des oreilles, sur les parties latérales du cou et à la nuque. Il n'en existe pas dans le cuir chevelu, ni dans les conduits auditifs. Celui du côté droit est très rétréci ; la peau à ce niveau est irrégulière, bosselée, mais cet état est apparu consécutivement à la suppuration que nous avons signalée en ce point.

Rien sur le reste du corps. Santé générale parfaite.

D'emblée, en examinant cette malade, nous avons songé à l'affection décrite en 1885 sous le nom d'adénomes sébacés. Les tumeurs avaient le même aspect extérieur, la même conformation, les mêmes petits kystes jaunâtres, la même indolence, la même évolution et le même siège. Mais dans ce nouveau cas, les tumeurs sont moins nombreuses et leur début remonte à une date tout à fait indéterminée.

L'examen histologique confirma d'ailleurs le diagnostic en montrant une néoplasie semblable à celle qui est décrite dans la première observation.

3. Observation de Jamieson

Miss L... N..., 15 ans, maigre, mais bien portante, intelligente, me fut amenée par sa mère, une dame de bonne situation sociale, le 30 septembre 1892. La menstruation avait commencé un an auparavant ; mais l'éruption datait de quatre ou cinq ans, peut-être même avait-elle débuté à une date plus éloignée. Récemment, cependant, elle avait pris des proportions ; cette considération, jointe à son aspect défigurant, fut la cause pour laquelle on me l'amena.

L'éruption consiste en papules jaunâtres, couleur chamois, petites, quelque peu transparentes, variant en volume d'un grain de millet à une tête d'épingle. Elle siège surtout sur le côté droit du front près de l'orifice des cheveux, et n'empiète qu'en un seul point sur le cuir chevelu. Il existe aussi quelques papules sur le côté gauche du front ; une seule se détache au centre de la joue droite. Dans quelques cas, il existe un poil au centre, dans les autres cas il n'en existe pas. Il n'y a ni télangiectasie, ni dilatation capillaire.

L'aspect de cette éruption correspondait très nettement à celle qui était représentée sur la planche du Dr Pringle.

Aucun trouble subjectif n'avait été signalé jusqu'au jour où fut faite l'application d'une pommade à base de zinc : depuis lors, l'éruption avait démangé un peu.

J'indiquai une pommade à l'oxyde de zinc, 40 grammes, et à la résorcine, 20 grammes, et je demandai qu'on se frictionne avec deux fois par jour jusqu'à production de rougeur et de sensibilité prononcée.

Le 7 octobre, il me fut signalé que la pâte n'avait pas amené d'irritation ; aussi la quantité de résorcine fut-elle accrue du double et la quantité d'oxyde de zinc diminuée de moitié.

Une semaine plus tard, la peau ainsi traitée était devenue sèche, lisse, tendue, tachetée çà et là ; elle présentait une teinte bleu foncé surtout là où il y avait des nodules. Le traitement fut encore continué pendant quelques jours, puis il fut abandonné, et la peau commença à s'exfolier spontanément.

Le 26 octobre, la peau était lisse, légèrement sèche, mais il n'y avait pas d'éruption. A l'exception de cette légère sécheresse, le tégument avait un aspect normal.

Brocq a indiqué la symétrie des lésions comme trait caractéristique de cette maladie. C'est peut-être vrai dans la majorité des cas, mais dans le mien, bien que l'on observe quelques nodules du côté gauche du front, le plus grand nombre à beaucoup près était situé à droite. La maladie était donc bilatérale, mais non symétrique. Il existe encore d'autres différences entre mon cas et les autres : c'est d'abord l'absence complète de télangiectasies, c'est ensuite l'intelligence très vive de la malade.

La guérison sera-t-elle permanente ? Cela n'est pas démontré.

4. Observation de Rosenthal

Infirmière, 26 ans, présente une affection singulière de la face.

On y voit de petites tumeurs élastiques, non diaphanes, en partie blanches, en partie jaunâtres, de la grandeur d'une tête d'épingle à celle d'une lentille. Elles se trouvent principalement des deux côtés du nez, dans les sillons naso-géniens, aux deux paupières où elles sont rangées en deux groupes, puis isolées au front, au menton, à la nuque jusqu'à l'épine de l'omoplate, et au pourtour du conduit auditif.

Pas de symptômes inflammatoires, pas de télangiectasies, mais quelques éphélides, quelques comédons autour de la bouche, et des boutons isolés d'acné à la nuque.

Au microscope : hypertrophie du tissu conjonctif ; augmentation des lobules et des ramifications des glandes sébacées. — Aucun signe d'inflammation. L'épithélium glandulaire est partout bien développé.

β. — *Observations du type Pringle.*

I. Observation de Pringle
·(Résumée.)

Gertrude T... est une femme de 25 ans, d'intelligence médiocre, sans antécédents particuliers, dont l'affection cutanée paraît remonter à l'enfance, autant du moins qu'on en peut juger d'après les renseignements peu précis qu'elle a fournis.

L'état actuel est le suivant : la maladie occupe avec une symétrie grossière les paupières supérieures et inférieures, la base, la crête, l'extrémité, les côtés et les angles du nez, les sillons naso-labiaux, les joues dans les limites d'une ligne verticale tirée à un pouce de l'angle externe de l'orbite, le dessous de la lèvre inférieure, les sillons labio-géniens et le menton. La lèvre supérieure à l'exception du sillon médian et des angles de la bouche est saine. Le cuir chevelu, le cou et les oreilles sont indemnes. Quelques éléments mal définis, reliquat probable d'une affection cutanée mal déterminée, qui, au dire de la malade, aurait occupé dans son en-

fance l'entière surface des téguments, se voient à la région sour-
cilière. Les muqueuses conjonctivale, buccale et nasale sont saines.

L'éruption douloureuse par les temps froids, dit la malade, est
constituée par des papules solides, indolentes, fermes, blanchâtres
ou jaunâtres, analogues à des grains de sagou plus ou moins en-
foncés dans l'épaisseur de la peau ou saillants à sa surface, et
variant des dimensions d'une tête d'épingle à celle d'un petit pois.
Les plus petits de ces éléments se voient au-dessous du niveau de
la bouche ; ils sont plus pâles, plus acuminés et plus brillants que
les autres. Les plus volumineux sont ceux situés aux angles du
nez, dans les sillons naso-labiaux et sur la partie adjacente des
joues. Les uns sont aplatis, d'autres arrondis et à large base,
quelques-uns acuminés d'aspect verruqueux et légèrement pédiculés. Quoique cohérents, leurs limites individuelles sont très nettes
et nulle part il n'y a coalescence. L'épiderme qui les recouvre est
continu sans apparence d'orifice excréteur, mais en les piquant
avec une aiguille, on en fait sourdre une matière blanche qui, au
microscope, a été reconnue comme du sebum épaissi.

D'innombrables dilatations capillaires très ténues et de fines
télangiectasies étoilées s'entremêlent intimement à ces éléments
en dépassant leurs limites en tous sens surtout sur les joues vers
les oreilles. En outre, un fin réseau capillaire forme une limite
circulaire autour des plus gros éléments. Des vaisseaux dilatés
sillonnent certains d'entre eux et les capillaires s'y incorporent si
intimement aux autres qu'ils prennent un aspect rose brillant uniforme, analogue à la gelée de groseilles. Enfin, une rougeur diffuse
recouvre le front, les joues, le nez et le menton, formant aux lésions
précédentes une sorte de fond qui s'anime plus ou moins d'après
la malade, selon l'état des fonctions digestives.

A la région interscapulaire se voient de nombreux nœvi vasculaires, semblables à ceux de la face, mais plus volumineux. Derrière
l'oreille gauche existe une verrue plate, jaunâtre, prurigineuse et
probablement congénitale. A la partie postérieure des bras et
externe des cuisses, il y a des efflorescences épidermiques consti-
tuant un léger degré de kératose ou ichtyose pilaire.

Pringle porta alors (novembre 1888) le diagnostic de forme érythémateuse d'acné rosée avec forme spéciale de milium.

Un peu plus tard, la malade, débarrassée par le traitement du fond érythémateux, fut présentée à la Société dermatologique et son aspect rappela à Feibes et Finch Noyes certains moulages conservés au musée de l'hôpital Saint-Louis, fait que Pringle vérifia lui-même lors du Congrès de 1889.

A son retour, son frère Andrew Pringle pratiqua l'examen biopsique qui donna les résultats suivants :

Les couches superficielles de l'épiderme sont minces et normales, elles se sont détachées du réseau de Malpighi qui présente une involution irrégulière et excessive, s'enfonce profondément dans le derme sous-jacent et donne l'apparence d'une grande papillation quoique, comme on le verra ci-dessous, son rôle soit purement passif dans le processus morbide. Sur la partie droite des coupes se voit une papille énormément hypertrophiée, limitée à sa gauche par un follicule vide avec sa glande sébacée.

Les lésions les plus importantes se voient dans le chorion dont la couche papillaire est énormément hypertrophiée, mais sans apparence d'inflammation ni d'infiltration cellulaire. L'aspect verruqueux de la peau est dû en partie à cette modification et l'excroissance pédiculée mentionnée plus haut est constituée tout entière par du tissu connectif hypertrophié.

Les lésions des couches profondes sont encore plus importantes, elles consistent en une multiplication énorme des glandes sébacées, rappelant à première vue l'aspect du rhinophyma sébacé. Plusieurs de ces glandes sont en connexion évidente avec les follicules pilaires par des conduits dont quelques-uns sont imparfaits. D'autres, au contraire, sont situées au-dessous du niveau normal de la base des follicules, au-dessus ou même au milieu de la couche des fibres musculaires striées. Le nombre et la situation de ces masses sébacées rendent invraisemblables qu'elles puissent être en connexion avec des follicules. Plusieurs d'entre elles renferment du sebum. Leur épithélium est normal.

Les rares glandes sudorifères vues sur les coupes ont paru saines.

Quelques modifications se sont produites spontanément dans le cours de l'année 1889. Plusieurs de ces tumeurs du nez et des joues ont disparu en laissant de légères cicatrices. Les dilatations vasculaires sont moins nombreuses.

2. Observation de Brocq

Blanche S..., 15 ans, vint à la Clinique du Dr Widal, à Saint-Louis, en mars 1886. Elle avait sur le front, outre quelques comédons isolés et quelques pustules discrètes d'acné, un grand nombre de petites proéminences arrondies de couleur jaune pâle, sur lesquelles on pouvait voir un commencement de télangiectasie, grâce à un examen soigneux. A la base du nez, il y avait deux ou trois petites pustules disséminées d'acné simple. Sur le dos et au bout du nez, sur ses côtés et sur les joues, il y avait un grand nombre de proéminences irrégulières formant sur la peau de petites saillies jaunes pâles ou brunâtres, et qui à un faible degré avaient l'aspect de grains de semoule. Ces élevures forment des groupes irréguliers, leur couleur est un peu jaunâtre, et elles sont traversées par des ramifications vasculaires de couleur rouge vif. Les lésions sont confluentes dans le sillon naso-labial et y forment un groupe ayant l'aspect d'une mûre. Elles deviennent de moins en moins nombreuses à mesure que l'on s'éloigne de ce sillon et cessent complètement à la racine du nez. Du côté des joues, les lésions sont disséminées, discrètes et forment des tumeurs extrêmement petites et de la dimension d'une tête d'épingle ; un certain nombre d'entre elles sont très vasculaires et de couleur rouge vif. Les éléments sont de dimensions variables, les plus petits sont faiblement jaunâtres, punctiformes, leur sommet est aplati et brillant. En dehors des ailes du nez et vers leur bord externe, les proéminences sont confluentes et ressemblent à une mûre. La majorité est très vasculaire et c'est dans ces points que la télangiectasie est la plus prononcée. Un nombre considérable de ces petites tumeurs occupe la lèvre supérieure où elles abondent sur la ligne médiane ; la plupart sont jaunâtres et du volume d'une tête d'épingle ; beaucoup paraissent être télangiectasiques. — Sur le menton, on trouve également des groupes de ces petites tumeurs confluentes ; elles sont très vasculaires et rouges au centre de la région, jaunes au contraire sur les côtés ; leur volume est celui d'une tête de petite épingle, leur extrémité est aplatie et brillante. Les orifices des glandes sébacées des lobes des oreilles sont très marqués et dilatés. — Le front et le nez sont assez souvent le siège de pustules d'acné. Il y a un peu de séborrhée sèche du cuir chevelu avec de l'acné disséminé sur les épaules et le dos. L'affection est probablement congénitale, bien que la jeune fille et la mère affirment que les premiers symptômes sont seulement apparus à l'âge de 5 ans.

Il a été impossible de persuader à la malade de se laisser subir la petite opération nécessaire pour l'examen histologique.

3. Observation de Vidal

Charles C..., 18 ans et demi.

A la naissance, on avait remarqué au-dessous de la lèvre inférieure, dans le creux du menton, autour des ailes du nez, dans les sillons naso-labiaux, à la partie centrale de la lèvre supérieure au-dessous du septum nasal, des petits groupes composés de légères proéminences pédiculées, les unes en forme de pois, les autres acuminées, analogues à des bourgeons charnus. Autour de ces groupes, on observait d'autres petites élevures de même nature, mais isolées, beaucoup plus petites, et irrégulièrement distribuées. Depuis lors, ces productions se sont graduellement accrues en volume et en nombre, mais avec une allure très lente.

État actuel. — Les lésions cutanées congénitales sont distribuées par groupes formés de petits boutons, lisses et unis, de coloration rouge vif, dont les dimensions varient d'une tête d'épingle à un gros grain de millet. Les excroissances sont pleines, très vasculaires et érectiles. Elles sont réunies en groupes ayant l'apect de grappes. Les dilatations vasculaires sont très délicates sur les

productions périphériques. A la piqûre qui est douloureuse, une
petite quantité de sang s'échappe; l'écoulement en est arrêté avec
quelque difficulté. Au-dessous de la paupière inférieure il existe
une région triangulaire qui paraît être formée par la coalescence
de plusieurs excroissances plates ; elles sont très vasculaires, mais
elles s'aplatissent et deviennent pâles par la pression au doigt. La
lèvre supérieure est occupée par un grand nombre de ces proéminences, qui sont acuminées, très petites et de coloration rouge
violet. Dans le pli du menton, on trouve une masse en forme de
mûre, ayant les dimensions d'une pièce de vingt centimes, et formée par l'agglomération de tumeurs papillomateuses, vasculaires,
pédiculées pour la plupart. Autour du menton, ces nævi sont
moins prononcés ; ils proéminent mais ils ne sont pas pédiculés ;
ils sont rouges, vasculaires et diminuent de volume à la pression
du doigt. Sous le menton, les tumeurs sont très petites, confluentes au centre, discrètes sur les côtés, et entremêlées de points
télangiectasiques. On trouve sur le nez un certain nombre de ces
élevures, et sur ses côtés une grande quantité de toutes petites
arborisations télangiectasiques qui disparaissent par la pression
digitale ; elles donnent l'aspect d'une mûre et sont surtout abondantes vers son extrémité. Quelques légères proéminences vasculaires, plus dispersées et plus petites, se rencontrent le long de la
mâchoire inférieure et à la racine du cou. Il en existe aussi quelques-unes de très faibles dimensions sur les joues. Sur le front les
tumeurs sont discrètes et assez nombreuses : l'une d'elles atteint le
volume d'un grain de chènevis ; elle est rouge et un peu pigmen-
tée. Ces régions sont aussi le siège d'éphélides. Sur le dos du nez
on observe de nombreuses proéminences verruqueuses, les unes
sessiles, les autres pédiculées : ce sont des nævi verruqueux. A
l'origine du cou sur le côté droit il existe deux tumeurs pendantes,
tombantes, ayant plus d'un centimètre de longueur (acrochordons).
Sur les côtés du cou et à la nuque il y a plusieurs de ces acrochordons, pédiculés, desséchés, ridés, mesurant de 8 à 10 millimètres
de longueur. Dans le dos il y a quelques petits nævi verruqueux
blanchâtres.

Le patient refusa l'autorisation d'enlever quelques-unes des tumeurs de la face.

4. Observation de Hallopeau et Merklen

V. N..., 20 ans, couvreur en ardoises.

D'après son récit, sa maladie l'a inquiété vers l'âge de 12 ans, par suite de l'apparition sur le côté gauche du menton de proéminences semblables à celles qui sont maintenant autour du nez. Un an plus tard des saillies pareilles se manifestèrent dans le sillon naso-génien gauche, puis bientôt dans le sillon naso-génien droit et sur les deux côtés du nez.

Lors de son admission à l'hôpital, il en avait sur les deux côtés de la face, dans les sillons séparant les joues du nez et de la lèvre supérieure ; elles étaient symétriquement disposées. Les saillies ont le volume d'un grain de chènevis, elles sont fermes, pleines, roses, cohérentes. Quelques lésions semblables sont dispersées sur les côtés du nez ; sur le menton il en existe aussi, mais elles sont plus petites et miliaires. Il n'y a pas de prurit.

Sur les régions primitivement envahies, il existe maintenant une plaque violacée, d'apparence cicatricielle, en partie saillante, en partie déprimée, les lésions ayant subi une évolution rétrograde.

Le malade présente en outre plusieurs nævi au front, dans le cuir chevelu, et à la nuque.

L'examen histologique fut fait.

Après quatre séances de scarifications les lésions diminuèrent manifestement.

Le même malade alla l'année suivante (1888) dans le service du Dʳ Merklen, auquel on doit les réflexions suivantes : « Le modèle du Dʳ Hallopeau et le mien furent pris à un an d'intervalle. Le Dʳ Hallopeau avait fait le diagnostic d'adénome et avait enlevé avec la curette ou par scarification un certain nombre de petites tumeurs qui étaient revenues. Le malade quitta l'hôpital pendant

son traitement et je suivis le cas pendant seulement quelques
jours. Il est intéressant de dire que, comme beaucoup de malades
qui présentent des nævi étendus, il était d'une intelligence médiocre, d'une nature changeante, ce qui explique son refus de
rester dans un service hospitalier. Cependant il existe entre le D^r
Hallopeau et moi cette divergence d'opinion, à savoir que le malade savait fort bien qu'il avait toujours eu quelques taches et
proéminences, mais il affirmait que leur développement et leur
multiplication étaient de date récente. C'est pourquoi il existe
quelque soupçon sur l'orifice congénitale de l'affection. Il faut cependant avouer que le malade n'est pas un de ceux dont les dé-
clarations sont sincères et nettes. »

5. Observation de Caspary

Jeune fille, 19 ans.

Deux ans auparavant elle avait eu une variole grave, et l'éruption dont elle est atteinte actuellement survint 18 mois après.

Le nez, les joues, le front sont envahis par des centaines d'efflorescences jaunes ou jaunes rougeâtres ; sur le nez et en partie aussi
sur les joues elles sont arrondies, sur le front aplaties. Nulle part ces
efflorescences ne sont confluentes, sur le nez et les joues elles sont
presque isolées, sur le front au contraire disposées en séries. Ces
petites tumeurs avaient une surface uniforme, même à la loupe on
n'apercevait pas d'ouverture à leur sommet. Leur grosseur variait
de celle de la tête d'une épingle à celle d'une lentille. Si on les pi-
quait il ne s'écoulait qu'un peu de sang. Sur quelques-unes de ces
tumeurs on voyait des filaments fins qui représentaient des prolifé-
rations papillaires et qui étaient de nature secondaire ; d'autres
avaient à leur surface de petits vaisseaux. On ne constatait ni
télangiectasies vraies, ni phénomènes inflammatoires, ni séborrhée.
Pas de cicatrices. L'éruption n'a jamais provoqué ni malaise, ni
prurit.

L'examen d'un très petit fragment de peau excisé dans l'angle du nez montra dans les couches profondes du derme une accumulation tout à fait anormale de glandes sébacées, telles que l'auteur pouvait les considérer comme de petites tumeurs.

II. — Adénomes sébacés non symétriques

1. Observation de Rindfleisch

La tumeur que j'ai eu l'occasion d'examiner me fut communiquée par le Pr Wernher de Giessen. Elle avait le volume d'un œuf de pigeon, était implantée sur le cuir chevelu par une base large et parfaitement mobile. La peau qui la recouvrait présentait de nombreux orifices déjà visibles à l'œil nu : c'étaient les orifices des glandes sébacées hypertrophiées. Il n'y avait pas de cheveux et l'aspect de la couper appelait celui de la glande mammaire normale. Dans un stroma très compact, à faisceaux épais, se trouvaient des acini avec trois ou quatre vésicules terminales implantées sur un conduit excréteur commun ; puis des excréteurs plus larges, coupés obliquement ou en travers. L'acinus isolé montrait des cellules épithéliales très petites et globuleuses et les conduits excréteurs renfermaient de la graisse solide et liquide. Le tout représentait une néoformation parfaitement homologue faite d'après le type des glandes sébacées et arrivée à un degré de développement analogue à celui de la glande mammaire.

2. Observation de Bock

Femme de 70 ans.

Tumeur longue de 8 centimètres, large de 6 centimètres, haute de 3^{cm},5.

Elle est située dans le cuir chevelu au niveau de l'os pariétal gauche.

Depuis la plus tendre enfance, elle a le volume d'un pois, mais elle a beaucoup augmenté dans les trois dernières années.

Grandes hémorragies dans les derniers temps.

Traitement : opération.

La tumeur présente sur sa face convexe un aspect bosselé avec des sillons peu profonds. La coupe donne l'aspect macroscopique suivant : cordon conjonctif compact ayant 5 millimètres de large, avec vaisseaux le traversant ; de cette masse conjonctive partent des ramifications qui se répandent dans la tumeur, ce qui lui donne un aspect lobulé.

Les lobes glandulaires, séparés soit par du connectif lâche, soit par du connectif fibreux, ont un diamètre variant entre 1 et 6 millimètres et un aspect tantôt arrondi, tantôt allongé. Ils touchent le chorion et ont toujours une délimitation très nette.

Rien qu'à la loupe, il est déjà possible de reconnaître la lobulation et de voir quelques lobules avec un conduit excréteur, tantôt transversalement, tantôt obliquement sectionné par la coupe. Dans d'autres lobules on trouve des cellules dégénérées, des gouttelettes de graisse et des concrétions de carbonate de chaux concentriquement stratifiées. Le tissu conjonctif interlobulaire présente des vaisseaux dont la structure est analogue aux vaisseaux capillaires.

De plus forts grossissements font voir les détails suivants : le tissu conjonctif forme une lobulation secondaire à l'intérieur des glandes ; les acini glandulaires ont une membrane propre ; les cellules de la périphérie sont tassées les unes contre les autres et présentent des noyaux et des nucléoles ; celles du centre ont un volume plus considérable et deviennent adipeuses. On peut d'ailleurs suivre cette transformation cellulaire dans beaucoup d'acini : on assiste alors à la formation de gouttelettes graisseuses.

Ordinairement, très près des cheveux, il existe des glandes sudoripares complètement normales, tandis que l'orifice excréteur des glandes sébacées est très élargi et rempli de la même substance que l'intérieur des acini.

Le diagnostic d'adénome sébacé est basé sur l'aspect des acini

sébacés, qui sont les uns normaux et les autres en voie de dégénérescence graisseuse et calcaire.

3. Observation de May

Homme, 52 ans.

Présente une tumeur de la grosseur d'une noisette située dans
la région pariétale gauche et dont la surface est recouverte par une
croûte de sang.

A première vue elle donne l'impression de granulomes qui
saignent ou d'un kyste ouvert.

La tumeur, qui se confond avec la peau avoisinante, n'est pas
douloureuse.

Elle est apparue il y a un an : la croissance fut d'abord rapide,
puis il y eut arrêt.

Depuis 6 mois, hémorragies fréquentes.

Traitement : extirpation.

Marche : récidive au bout d'un mois.

Examen microscopique. — Épiderme normal tout autour de la
tumeur jusqu'à sa base, riche en racine de cheveux et en glandes
sébacées. Les papilles s'aplatissent à mesure qu'on se rapproche de
la tumeur.

Arrivé au niveau de la tumeur l'épiderme s'arrête et il est rem-
placé par un tissu composé de cellules arrondies qui à un plus fort
grossissement n'est pas autre chose qu'un tissu granuleux jeune
très riche en tissu conjonctif et en vaisseaux très grêles contenant
des globules rouges.

De la base de la tumeur partent des travées conjonctives qui,
dans leur ensemble, forment un stroma entourant la substance de
la tumeur. Les mailles du réseau sont remplies par une couche de
cellules épithéliales à noyaux arrondis. Les noyaux contiennent
plusieurs nucléoles brillants. Le protoplasma cellulaire est trouble
et sa périphérie ne peut être distinguée ; ceci est particulièrement
vrai du côté de la lumière des canaux.

Les canaux sont vides, ou bien ils contiennent une substance jaune brillante, en détritus, qui paraît être formée de sebum et il est vraisemblable que les kystes actuellement vides avaient un contenu identique qui a pu disparaître par le fait de la coupe.

Les cellules qui entourent les kystes sont comparables par leur forme et leur organisation à celles qui forment la couche externe des glandes sébacées.

Par conséquent, étant donné le produit de la sécrétion, la tumeur peut passer pour un adénome sébacé.

Elle a le caractère de l'adénome et comme de plus il y a des kystes on pourrait aussi bien l'appeler un cystadénome.

4. Observation de Darier

Tumeur intradermique mobile, non ulcérée, du volume d'une noisette, ayant débuté il y a 7 ou 8 ans, siégeant dans le sillon naso-génien chez une femme de 42 ans. L'accroissement avait été insensible, mais un peu plus rapide depuis 2 ans. Sur la coupe, la tumeur apparut composée de plusieurs lobes bien limités par une sorte de coque fibreuse, dont le contenu ressemblait beaucoup à la matière des kystes sébacés. A l'examen histologique on reconnut bientôt que les lobes étaient entièrement composés d'acini arrondis ou polygonaux par pression réciproque, tous enveloppés d'une membrane propre hyaline, très épaisse. Entre certains groupes de ces lobules se voyaient des cylindres ou tubes parfois ramifiés se continuant sur quelques points avec les acini. Au centre d'un grand nombre de lobules les cellules épithéliales sont dégénérées par infiltration dans leur intérieur de gouttelettes brillantes qui se colorent en noir par l'acide osmique. Au point le plus saillant de la tumeur, j'ai vu deux ou trois petites masses néoplasiques entrer en connexion avec l'épiderme superficiel, lequel est parfaitement normal d'ailleurs en s'y rattachant directement et sans interposition d'un canal excréteur, ce dernier fait ainsi que le mode de dégénérescence que j'ai constaté dans les lobules de la tumeur me permit d'affirmer son origine sébacée.

5. Observation de Rumchewitsch

Jeune homme, 20 ans.

Tumeur siégeant à la paupière droite inférieure, ayant la grosseur d'un petit pois, apparue il y a 4 ans, d'après les dires du malade.

Placée dans le cartilage tarse et la peau, elle est immobile.

Elle est de couleur jaune pâle, à moitié dure.

Elle est formée d'une capsule conjonctive et d'un stroma rempli de cellules épithéliales, de grandeurs différentes, aplaties à la périphérie, arrondies et grosses au centre.

Pas de lumière glandulaire.

Les cellules épithéliales rappellent tout à fait par leur aspect les cellules normales des glandes sébacées.

6. Observations de Klingel

I. — Femme, 36 ans.

Tumeur indolente, datant de 3 mois, siégeant dans le conduit auditif externe.

Sur la paroi antérieure du conduit auditif externe, dans sa moitié externe, on trouve une tumeur de la taille d'un gros pois. Elle est cutanée, douce au toucher et montre quelques petits poils à sa surface.

A l'œil nu, il est possible de voir l'ouverture des conduits sébacés.

Traitement par le galvanocautère.

II. — Homme, 45 ans.

Tumeur indolente siégeant sur la partie antérieure du pavillon de l'oreille, en dedans, en un point qui se continue avec la paroi postérieure du conduit auditif externe.

Le malade ne s'était pas aperçu de sa tumeur. Il a en outre des polypes nasaux.

Les deux tumeurs ont le même volume (un pois).

Nées dans l'épiderme, elles sont conjonctives et l'on y trouve de nouvelles formations d'éléments glandulaires qui ont le même caractère que ceux des glandes normales.

Ce sont des adénomes sébacés fibreux.

7. Observation de Betham Robinson

Homme, 25 ans.

Petite tumeur, apparue en quelques mois, dans la région temporale.

Microscopiquement: hypertrophie des glandes sébacées, de taille assez considérable, s'ouvrant à l'extérieur.

8. Observation de Pollitzer

Jeune homme, 25 ans, garçon de café, bien constitué, d'origine autrichienne. Il a vu commencer l'affection pour laquelle il consulte il y a 6 ou 7 ans, par l'extrémité supérieure du placard actuel ; de là elle s'est peu à peu étendue, puis elle est restée stationnaire pendant trois ans. La lésion avait eu au premier abord l'aspect d'une cicatrice linéaire hypertrophique récente ; elle était située sur le côté gauche du front ; elle avait environ un pouce et demi de long sur un quart de pouce de large. A un examen minutieux on voyait qu'elle était constituée par une trentaine de papules arrondies ou coniques de la grosseur d'un grain d'orge. Au sommet de presque toutes se voyait un follicule sébacé dilaté rempli d'un bouchon brunâtre de sebum que l'on peut exprimer par la pression. Ces petits nodules, quoique fort voisins les uns des autres, ne sont pas confluents. La lésion présente dans son ensemble un aspect rouge brillant, quoiqu'on n'y voie pas de télangiectasie. Elle n'est le siège d'aucun phénomène subjectif.

D'après l'aspect, l'auteur fit le diagnostic d'adénome sébacé, mais il fit de plus une biopsie qui lui donna les résultats suivants : presque toute la tumeur était formée d'un tissu glandulaire qui avait conservé la disposition lobulée de la glande normale ; il y avait des kystes sébacés; l'épiderme paraissait normal, bien que les prolongements interpapillaires fussent singulièrement exagérés par places; dans le chorion, il y avait une légère condensation de tissu fibreux autour des lobules des glandes sébacées. Sur quelques-unes des coupes, on voyait quelques dispositions épithéliales rappelant le syringo-cystadénome.

Traitement. — Scarifications obliquement croisées faites en trois ou quatre reprises sur toute la lésion à des intervalles d'environ une quinzaine de jours ; elles produisirent une cicatrice lisse, incolore, à peine perceptible. Le malade, revu au bout de 6 mois, ne présentait pas la moindre trace de récidive.

9. Observation de Barlow

L'auteur décrit le cas suivant, qu'il a eu l'occasion d'observer à la clinique du Dr Ziemssen. Il s'agit d'un homme de 60 ans, présentant sur le cuir chevelu des tumeurs qui ne se seraient pas modifiées depuis 6 ans. Il lui est impossible de préciser le début de la maladie. Les tumeurs, au nombre de trente et dont la grosseur variait de celle d'une lentille à celle d'une demi-noix, étaient irrégulièrement disséminées sur le cuir chevelu. Le plus grand nombre, particulièrement les plus petits néoplasmes, sont blanc jaunâtre, durs et mobiles avec la peau. Les plus gros ont une surface inégale ou déprimée en forme d'entonnoir et la peau qui les recouvre est le siège d'un réseau veineux peu marqué. Ces tumeurs ne sont pas sensibles à la pression. Sur le reste de la peau, d'ailleurs indemne, quelques mollusca fibreux et pustules d'acnés.

Examen microscopique. — Peau normale dans toutes ses couches. Quelques poils lanuigineux avec glandes sébacées normales. Les canaux ou les glomérules des glandes sudoripares sont normales. Le chorion ne présente rien de particulier. A un faible grossissement, on voit sur le néoplasme une masse volumineuse, foncée, riche en noyaux, qui est entourée de tissu conjonctif. De cette étude il résulte qu'il existe un adénome sébacé avec dégénérescence en partie hyaline des vaisseaux du tissu conjonctif et peut-être aussi des cellules épithéliales.

La nature de l'adénome sébacé est démontrée aussi bien par le rapport des glandes malades avec les follicules pileux que par la constatation d'un conduit excréteur.

10. Observation de Monti
(Résumée.)

a) Le malade était un vieillard qui dès sa jeunesse avait remarqué sur son nez la formation d'une petite tumescence. Cette tumescence augmenta d'abord lentement sans jamais lui causer aucune douleur ; dans les derniers mois seulement elle eut un développement un peu rapide, atteignit un volume un peu supérieur à celui d'un œuf de poule et s'ulcéra à la partie inférieure. La petite tumeur apparaissait grossièrement piriforme avec sa partie la plus large libre en bas et sa partie la plus étroite attachée à la zone supérieure d'une aile nasale. Sa surface était rouge violacée, non uniforme, et toute parsemée de saillies et de bosses, de pores et de sinuosités plus ou moins profondes. Elle était de consistance charnue ; comprimée, elle laissait sortir par les pores une véritable substance comparable au sebum et même de véritables et gros comédons.

b) Après section, la tumeur apparut à l'œil nu comme étant constituée par deux parties fondamentales: un parenchyme glandulaire et un stroma conjonctif. Le parenchyme de couleur jaunâtre était divisé en lobes et lobules par les trabécules du stroma, lequel avait une couleur de chair et contenait un grand nombre de vaisseaux sanguins.

c) Au *microscope* il fut facile de reconnaître que la tumeur avait l'aspect d'une énorme glande acineuse composée dont les acini étaient séparés par de fines trabécules conjonctives.

La peau était en général riche en papilles ; l'épiderme très aminci par points était le plus souvent hypertrophié. Souvent il fut reconnu que les pores correspondaient aux embouchures d'énormes glandes dont le conduit excréteur était tapissé d'un revêtement épithélial pavimenteux stratifié et kératinisé se continuant avec l'épiderme.

Les acini glandulaires avaient une structure analogue à celle des glandes sébacées communes. Chaque section intéressait de très nombreux acini dans chacun desquels on pouvait reconnaître facilement une membrane propre et un revêtement épithélial interne. Celui-ci était formé à la périphérie par une couche pariétale (génératrice des éléments plus internes) de cellules cubiques présentant un protoplasma finement granuleux, un noyau d'ordinaire irrégulièrement arrondi et quelquefois en voie de karyokinèse ; — en dedans de cette couche on trouvait des cellules plus volumineuses, irrégulièrement polygonales, à protoplasma raréfié par suite de l'apparition de gouttelettes brillantes de sebum, et à noyau moins bien colorable ; — puis en montant vers la partie la plus élevée de l'acinus, les cellules devenaient plus renflées par le sebum, tandis que les noyaux apparaissaient ratatinés, irréguliers et comme corrodés à la surface ; — enfin vers l'embouchure glandulaire les cellules perdaient leurs contours et se confondaient en une bouillie sébacée.

Sur quelques points des préparations il était facile de voir que les acini glandulaires convergeaient en grand nombre vers un gros conduit commun ou vers des dilatations kystiques. Au niveau de ce conduit l'épithélium subissait les mêmes modifications graduelles que plus haut, avec cette différence toutefois que plus on remontait le long de la paroi, plus il avait tendance à se stratifier. En remontant plus haut encore, la stratification était toujours plus élevée, et dans les conduits plus grands, les cellules les plus internes étaient aplaties et remplies de granules d'éléidine marquant la première phase de la métamorphose kératinienne, on pouvait suivre ces conduits sur des portions assez longues et reconnaître leur complet développement épidermique et leur contenu formé par des lamelles kératiniennes desquamées et mêlées à la sécrétion glandulaire grasse. Enfin la résistance opposée par les lamelles kératiniennes détachées au passage de la sécrétion glandulaire était vraisemblablement l'origine des dilatations canaliculaires et des kystes.

En effet dans les coupes on observait fréquemment des kystes, il y en avait de très petits, d'autres de la largeur de 2 à 3 millimètres. Au microscope ils apparaissaient revêtus à l'intérieur d'une haute couche d'épiderme et remplis de lamelles kératiniennes disposées en couches plus ou moins concentriques mêlées comme d'ordinaire avec de la substance sébacée. Dans ces kystes on voyait assez souvent déboucher de nombreuses glandes sébacées ; quelquefois la paroi du kyste était en rapport avec un gros canal qui à son tour se continuait avec une introflexion de l'épiderme. Ces introflexions de l'épiderme apparaissaient elles aussi parfois remplies de lamelles kératiniennes, desquamées, superposées comme les tuniques de l'oignon et tenues ensemble par le sebum, les masses saillantes de l'épiderme formaient de gros comédons.

Le stroma de la tumeur avait les caractères d'un connectif lâche, riche en cellules fuselées et en cellules granulaires spécialement accumulées autour de très nombreux vaisseaux ; il ne manquait pas de très nombreux faisceaux de fibres élastiques qui prédominaient spécialement dans les trabécules plus grandes. Près des points ulcérés abondait l'infiltration leucocytaire provenant du connectif et l'on voyait aussi quelques lambeaux épithéliaux en voie de nécrose.

11. Observation de R. Aitken

La malade est une femme âgée de 43 ans, bien portante et sans antécédents notables. Elle vient à l'hôpital pour des tumeurs de la face et du cuir chevelu, gênantes par leur volume, et dont le début remonte à 13 ans. Actuellement on trouve une trentaine de tumeurs sur le front, le cuir chevelu et les oreilles. Quelques autres tumeurs analogues mais très petites sont disséminées sur le tronc. La plus grosse des tumeurs mesure deux pouces de long sur un pouce de large et fait une saillie d'un pouce. Elle est légèrement pédiculée, couverte d'une peau glabre et amincie avec quelques vaisseaux dilatés à sa surface. Les autres tumeurs ont le volume d'une cerise et au-dessous ; la plupart sont légèrement pédiculées, fixées au cuir chevelu, mais mobiles sur les parties sous-jacentes. Les tumeurs sont solides et indolentes. Les tumeurs les plus volumineuses furent enlevées et l'examen microscopique montra qu'elles étaient formées d'amas arrondis ou ovalaires séparés par un stroma fibreux.

12. Observation de Poncet

Antoine O..., 56 ans.

Vit apparaître ses premières tumeurs à la région frontale à 20 ans. Puis elles envahirent successivement et sans ordre fixe le cuir chevelu, le tronc et les membres, restant toujours plus confluentes à la tête.

Trois ablations partielles eurent lieu : la première 18 ans après le début, la deuxième quelques années plus tard, et la troisième (Poncet) en décembre 1888. A cette époque les tumeurs étaient tellement serrées sur le sommet de la tête qu'elles avaient pris des contours polygonaux par pression réciproque et qu'on eût dit des tomates ou des pommes de terre entassées.

Ces tumeurs étaient molles, mobiles sur les plans profonds, tapissées par une peau d'apparence normale ou amincie et violacée ; ulcérées en divers points, elles s'étaient consécutivement recouvertes de croûtes répandant une odeur fade. Pas de douleurs, mais vives démangeaisons d'où grattage, entretien des ulcérations et hémorragies fréquentes. Ganglions cervicaux durs et engorgés en arrière des sterno-mastoïdiens. État général excellent ; appétit plutôt exagéré.

A la coupe, toutes ces tumeurs présentaient un aspect analogue : surface grisâtre, granuleuse, consistance dure. Les plus anciennes et surtout les plus ulcérées un peu ramollies se fragmentaient facilement à la façon d'un gâteau de riz cuit.

L'examen microscopique (Bard et Audry) établit l'origine épithéliale de ces tumeurs et leur caractère de demi-malignité du fait de la disposition en lobules, nettement circonscrits par du tissu fibreux, des éléments cellulaires pourtant jeunes. Dans les lobules furent signalés des amas irréguliers de substance granuleuse.à peu près dépourvus de cellules et contractant des rapports variés avec les éléments fondamenteux du néoplasme pour réaliser la disposition des corps oviformes du cylindrome de Malassez, bien que pour M. Bard la majorité de ces amas dussent être rapportés non à la prolifération myxomateuse du stroma fibreux (cylindrome) mais à la coagulation par les réactifs des produits de sécrétion des cellules glandulaires sébacées néoplasiques.

Le malade rentre à la clinique le 15 décembre 1894 en demandant l'ablation des quelques tumeurs dont il était encore porteur. Depuis son dernier séjour à l'hôpital, il n'avait eu aucun trouble en rapport avec son affection, les tumeurs ne s'étaient pas reproduites, mais les anciennes avaient lentement augmenté et des nouvelles étaient apparues.

Elles présentaient par places des ulcérations, d'où une odeur nauséabonde et des inconvénients sociaux.

A l'examen, la masse néoplasique apparaît sous la forme grossière d'un fer à cheval ouvert en avant enserrant les régions pariétales et occipitales avec un prolongement médian vers la suture interpariétale. La majorité des éléments est pédiculée, ils ont un volume variable pouvant aller jusqu'à celui d'une mandarine ; leurs facettes sont aplaties par pression réciproque. A côté de cette masse principale, huit ou dix tumeurs plus petites, empiétant sur la nuque, s'étendant de la protubérance occipitale externe jusqu'à la base de l'apophyse mastoïde. La face, le tronc et les membres en présentent aussi. On observe enfin quelques ganglions durs et engorgés, le long du sterno-mastoïdien et dans la loge sous-maxillaire, mais ils paraissent plutôt en rapport avec l'infection due aux ulcérations qu'avec le néoplasme.

Leur ablation fut faite par M. le Pr Poncet le 17 janvier 1895. Elle fut accompagnée d'hémorragies en nappes abondantes.

L'ensemble des éléments enlevés pesait 520 grammes.

Examen des tumeurs:

A la coupe sous une peau amincie et comme usée, séparée d'elle par une faible épaisseur de tissu cellulo-graisseux la tranche de section du néoplasme représente une surface grisâtre, granuleuse avec quelques hémorragies interstitielles ; elle donne issue par expression à de petites masses blanchâtres comparables à des grains de semoule.

Au microscope, l'aspect varie un peu suivant les tumeurs examinées :

Dans les plus récentes où il y a peu de points ramollis on trouve les couches suivantes :

Épiderme avec assises des cellules peu nombreuses à stratum lucidum et corneum rudimentaire en nombre de points, sans lésion apparente pourtant des cellules épithéliales.

Derme à papilles peu élevées et contenant des éléments constitutifs dans leur intégrité. On y voit à côté des vaisseaux des follicules épars avec leurs glandes sébacées annexes. Ces glandes sébacées sont normales ; quelques-unes pourtant présentent dans les couches profondes de leurs acini plusieurs assises des petites cellules épithéliales à gros noyaux qui dans les glandes tout à fait saines sont réduites à une couche unique de remplacement périphérique.

Nettement au-dessous du derme apparaissent des nappes épithéliales à contours limités très complètement par du tissu conjonctif peu dense. Les plus superficielles de ces nappes ont une constitution aussi homogène et sont formées par un entassement de cellules analogues aux éléments jeunes périphériques signalés

plus haut dans quelques glandes sébacées : protoplasma peu abondant, gros noyaux très colorés.

Entre les cellules, petites lacunes irrégulières d'aspect granuleux colorées faiblement en violet par l'éosine hématoxylique, en
jaune orangé par le picro-carmin.

Dans les lobules plus profonds, la disposition varie un peu :
dans l'intérieur des amas apparaissent des lacunes plus larges
occupées les unes par des cellules rappelant le type plus adulte des
cellules sébacées, les autres par cette même substance granuleuse
constatée dans les amas plus superficiels. En certains points les
lacunes sont vides ou occupées seulement par de rares éléments cellulaires à noyaux peu nets et peu colorés : les contours en sont alors
formés par les cellules épithéliales de la tumeur disposées en couches
concentriques et aplaties comme par refoulement. Pas de formation
myxoïde oviforme caractéristique dans l'épaisseur même des amas.

Le stroma est constitué par du tissu conjonctif à divers stades
d'évolution. Dans les portions les plus périphériques et les plus
épaisses on voit à côté de fibres conjonctives larges comme dans
un tissu presque adulte des cellules fines en assez grand nombre
très ramifiées et anastomosées entre elles. En d'autres points au
contraire et surtout dans les prolongements les plus grêles que
le tissu interstitiel émet entre les amas épithéliaux on se trouve
en présence d'amas cellulaires plus jeunes, plus voisins du stade
muqueux, entourés de fibres grêles.

En aucun point il n'y a de dégénérescence hyaline des parois
des vaisseaux.

Pour diagnostiquer la nature de la substance granuleuse
amorphe qui infiltrait les amas, M. Bard fit traiter quelques préparations à l'acide osmique et constata que si, dans les glandes
sébacées normales de la périphérie, la réaction noire habituelle
s'opérait, il n'en était plus de même dans les lobules du néoplasme
dont la substance lacunaire subissait un changement de coloration
beaucoup moins marqué, variant du brun chamois au brun sombre,
à mesure que l'on s'enfonçait vers des points plus centraux de
tumeurs plus anciennes.

13. Observation de Poncet

Zélie C..., 54 ans, entre en novembre 1892.

Son affection a débuté à 12 ans par une petite tumeur développée sur la ligne médiaire du front et qui, à 18 ans, avait atteint le volume d'une noix. Détruite par un médecin au moyen de caustiques, il n'y eut pas de récidive. Mais à 20 ans se montrèrent en divers points de la face, du cuir chevelu et de la nuque d'autres nodosités dont l'une devait aboutir à la tumeur actuelle et atteindre dès l'âge de 40 ans le volume d'une orange.

Ménopause à 41 ans et à ce moment accroissement brusque, quelques mois plus tard elle s'ulcérait. Progressivement le néoplasme acquiert les dimensions qu'on constate à l'entrée :

Masse néoplasique énorme, à contours lobulés, ulcérée sur une grande partie de sa surface et répandant une odeur infecte de fermentation épithéliale et de corps gras ranci.

L'ensemble, de consistance très inégale, repose sur une base indurée autour de laquelle la peau, soulevée en collerette et pourvue de rares cheveux, est le siège d'une vascularisation très augmentée.

Pas de ganglions envahis dans les groupes du voisinage.

Ablation, accompagnée d'une abondante hémorragie en nappe, le 5 décembre 1892, par M. le Pr Poncet.

La malade quitte l'hôpital en mars 1893 avec une plaie réduite aux dimensions d'une paume de main. Revue plusieurs mois après, l'ulcération bourgeonnante n'excédait pas 4 à 5 centimètres. Aucune trace de récidive.

Macroscopiquement, aux endroits où la peau persistait encore, on voyait entre le derme et l'épiderme une couche cellulo-graisseuse d'épaisseur variable. La surface de section du néoplasme, lobulée, donnait issue à la pression à une multitude de grains blanchâtres comparables à de la grosse semoule cuite. Enfin à l'examen microscopique on constatait que les éléments constitutifs de la

tumeur étaient représentés par des nappes de cellules épithéliales
sébacées, jeunes, encerclées de tissu conjonctif peu dense, mais
non myxomateux, avec infiltration de cellules embryonnaires en
quantité, indice d'une inflammation intense consécutive à l'ulcération.

14. Observation de Rafin

Homme, 42 ans, cultivateur, dont la mère aurait des tumeurs
analogues. Début à 12 ans par apparition de tumeurs au scrotum.
Il y a 10 ans, apparition de nouvelles tumeurs au cuir chevelu.
Celles-ci sont depuis quelques mois sous l'influence d'une poussée
qui a notablement augmenté leur volume. Ce volume des tumeurs
du cuir chevelu varie d'ailleurs entre celui d'un pois (petites) et
celui d'une noix (grosses). Entre ces deux extrêmes, on trouve
tous les intermédiaires.

Les petites sont sessiles, mais elles ont une tendance à se pédiculiser et à s'étaler en champignon à mesure qu'elles augmentent
de volume.

On rencontre des tumeurs analogues : dans le dos, sur le sternum,
à la face externe de l'avant-bras gauche et à la région inguino-
scrotale droite.

La peau est rosée, amincie, adhérente à la tumeur.

La consistance est ferme, sans être dure.

Pas de ganglions.

Ces tumeurs ont les caractères cliniques de l'épithélioma sébacé
primitif de Bérard.

L'examen microscopique pratiqué par M. Lacroix lui a permis
de conclure qu'il s'agissait d'un épithélioma pavimenteux tubulé,
sans que rien dans l'évolution des éléments épithéliaux l'autorise
à dire qu'il tire plutôt son origine des glandes sébacées que des
glandes sudoripares.

15. Observation de Delore.

Femme, 50 ans.

Présente sur la fesse droite une tumeur volumineuse faisant une saillie de 7 centimètres, ayant une circonférence de 51 centimètres et envoyant des prolongements dans les régions voisines.

Le début remonte à un an.

Elle est située dans la peau et n'adhère pas aux plans profonds.

Sa surface est irrégulière, parsemée de saillies et de dépressions avec des parties ulcérées qui lui donnent un aspect analogue aux circonvolutions cérébrales.

Elle répand une odeur infecte rappelant la graisse rancie.

Il existe une autre tumeur de même apparence, du volume d'un œuf, dans le sillon génito-crural.

Pas de traces d'engorgement ganglionnaire.

Poncet, qui en a déjà vu deux cas, a porté le diagnostic d'épithélioma sébacé primitif.

CONCLUSIONS

De tout ce qui précède nous pouvons déduire les conclusions suivantes :

1° Cliniquement les adénomes sébacés se présentent sous deux formes bien différentes.

Dans un premier cas il s'agit de tumeurs multiples, très petites, ayant leur principale localisation à la face et spécialement au niveau des sillons naso-géniens ; elles sont toujours bilatérales et souvent symétriques ; leur coloration est rouge plus ou moins foncé (type Pringle), ou au contraire analogue à celle de la peau voisine (type Balzer).

Dans un second cas, ce sont des tumeurs uniques ou multiples, d'un volume toujours relativement considérable ; leur localisation est variée, leur consistance peu résistante. Situées enfin entre une peau souvent amincie et le tissu cellulaire sous-cutané, elles jouissent ordinairement d'une très grande mobilité.

2° Histologiquement, les adénomes sébacés offrent encore des aspects un peu différents. Tantôt ils sont constitués par un tissu épithélial proliféré, distribué en lobules, rappelant la forme des glandes sébacées ; nettement circonscrits par du tissu fibreux, ils n'ont aucune tendance envahissante, mais bien au contraire ils paraissent naturellement évoluer vers la transformation sébacée (Balzer). Tantôt il s'agit d'un stroma très compact de tissu conjonctif dense enserrant des acini sébacés très multipliés, mais ayant conservé le caractère normal de leurs éléments épithéliaux. Cette double hypertrophie, conjonctive et sébacée, s'accompagne (Pringle) ou ne s'accompagne pas (Rindfleish) de la dilatation des vaisseaux papillaires et sous-papillaires. Enfin les éléments constitutifs de la tumeur sont parfois représentés par une prolifération intense de cellules épithéliales sébacées jeunes, encerclées d'un tissu conjonctif peu dense (Poncet, Bérard).

3° Dans notre cas, les lésions se rapprochent davantage de celles que Poncet et Bérard ont observé. Il s'agit donc d'un épithélioma sébacé, mais d'un épithélioma sébacé bénin. La lenteur du développement, l'absence d'envahissement du système lymphatique, la présence d'une membrane d'enveloppe, le non polymorphisme des cellules et l'évolution vers le type sébacé sont des caractères suffisants pour expliquer leur bénignité.

4° Mais quoi qu'il en soit de cette bénignité, le pronostic devra toujours être quelque peu réservé dans ces cas, en raison de leur proche parenté avec les épithéliomas malins. L'ablation large et précoce sera donc une bonne ligne de conduite pour le chirurgien.

INDEX BIBLIOGRAPHIQUE

—

1. Aitken. — *British med. Journal,* 24 juin 1899, p. 1533 (ou *Annales de dermatol.,* 1899, p. 834).

2. Balzer et Grandhomme. — Nouveau cas d'ad. séb. de la face. *Archives de physiol.,* 1886, p. 93-96.

3. Balzer et Ménétrier. — Étude sur un cas d'ad. séb. de la face et du cuir chevelu. *Archives de physiol.,* 1885, p. 564.

4. Bard. — *Manuel d'anat. path.,* 2ᵉ édit., p. 57.

5. Barlow. — Ueber adenomata sebacea. *Deutsches Arch. f. klin. med.,* 1895, t. LV, p. 61, 121.

6. Berard. — Épithélioma sébacé primitif. *Revue de chirurgie,* 1895.

7. Bock. — Ueber ein adenom der Talgdrusen. *Vischow's Arch.,* LXXXI, 1880, p. 503.

8. Brault. — Article Adénome, in Cornil et Ranvier. *Traité d'hist. path.,* 3ᵉ édit. Paris, 1901, t. I, p. 536.

9. Broca. — Traité des tumeurs, 1869, II, p. 500, ou article Adénome du *Dictionn. encycl. des Sc. méd.*

10. Brocq. — Sebaceous, miliary adenomata with telangicctasis said to have originated at the age of five years, but probably of congenital origin (Observation publiée par Pringle).

11. Caspary. — Ueber adenoma sebaceum. *Arch. f. Derm. und Syph.,* 1891, p. 371.

12. Chatelain. — Maladies de la peau. Paris, 1896.

13. Chenantais. — Épithélioma calcifié des glandes sébacées. *Thèse,* Paris, 1881.

14. Crocker. — Adenoma sebaceum. *Wien. internat. II Dermat.* Congress, 1892.

15. Darier. — Épithélioma sudoripare. *Archives de méd. exp.,* 1889, p. 271.

— Sur un cas de nœvi vasculaire et verruqueux de la face, aff. confondue avec les ad. séb. *Bull. de la Soc. dermat.,* du 13 novembre 1890.

— Article Adénome, in Besnier, Brocq, Jacquet. *Pratique dermatologique,* t. I, p. 283.

16. Delbet. — Article Tumeurs, in Le Dentu, Delbet, t. I.

17. Delore. — *Lyon médical,* 1896, p. 16.

18. Fabre-Domergue. — Les cancers épithéliaux. Paris, 1898, p. 232.

19. Feulard. — Ad. séb. et troubles nerveux. *Bull. de la Soc. de dermatol.,* 1895, p. 234.

20. Gaucher et Barbe. — Ad. séb., in *Traité de médecine de Brouardel-Gilbert,* III, p. 815.

21. Hallopeau. — Les nævi. *Progrès médical,* 1891, p. 17.

— Sur un cas d'ad. pilo. séb. et de kératose pilaire symétrique coïncidant avec une atrophie congénitale partielle du syst. pilaire et de l'absence de fonctions sudorales. *Bull. Soc. fr. de dermat.,* 13 juillet 1899, p. 325.

22. Hallopeau, Merklen. — Sebaceous miliary telangiectatic adenoma (Obs. rapportée dans l'article de Pringle).

23. Hallopeau et Leredde. — Sur un cas d'ad. séb. à forme scléreuse, unité des aff. comprises sous le nom d'ad. séb., nævi vascul.-verruq., etc. *Bull. Soc. derm.,* 9 mai 1895, p. 217.

24. Israel. — Talgrüsenadenom : Freie Vereinigung der Chirurgen Berlin. *Deutsche med. Wochensch.,* 1890, s. 1080.

25. Jamieson. — Adenoma sebaceum. *British Journal of Dermatology,* may 1893.

26. Kaposi. — Pathologie et traitement des maladies de la peau, I, 222. Trad. Besnier et Doyon. Note des traducteurs.

27. Klingel. — Zwei Fälle von Talgrusen adenomen am ausseren Ohr. *Zeitschrift f. Ohrucheilkunde*, Bd. XXI, 1890-91.

28. Krauss. — Ueber Riesenzellenbildung in epithelialen Gebilden. *Virchow's Arch.*, XCV, s. 249, 1884.

29. Malherbe. — Recherches sur l'épithélioma calcifié. *Archives de phys.*, 1881, p. 528.

— Recherches sur l'épithélioma calcifié. Paris, Doin, 1882.

— Quelques mots sur la classification des ép. calcifiés. *Arch. gén. de méd.*, 1885.

30. Malherbe et Chenantais. — Note sur l'ép. calcifié des gl. séb. *Bull. de la Soc. anat.*, 1880.

31. May. — Ueber ein cysladenom der Talgdrusen. *Virchow's Arch.*, Bd. CVIII, 1881, s. 531.

32. Monti. — Recherches sur l'ad. sébacé. *Archives italiennes de biol.*, 1896, p. 48.

33. Nasse. — Multiple Hauptgeschwülste des Kopfes. Freie Vereinigung der Chirurgen Berlin. *Deutsche med. Wochensch.*, 1891, s. 1080.

34. S. Pollitzer. — A case of ad. seb. *Journal of cut. and genitourinary diseases*, déc. 1893, p. 475 (ou *Annales de derm. et syph.*, 1894, p. 563).

35. Poncet. — *Revue de chir.*, 1890.

— *Revue de chir.*, 1895 (article de Bérard).

36. Poret. — *Thèse*, Lyon, 1893-1894.

37. Porta. — Dei tumori folliculari sebacei. Milano, 1856.

38. Pringle. — *The British Journal of Dermatology*, 1890, january, p. 1.

39. Quénu, in Duplay, Reclus. — *Traité de chirurgie*, 2e édit., t. I, p. 342 et 603.

40. Rafin. — *Lyon médical*, 1896, p. 15.

41. Rindfleisch. — *Traité d'histologie pathologique*, trad. Gross, 1873, p. 339.

42. Beth. Robinson. — Sebaceous tumors of the scalp. *Trans. of path. Soc.* London, 1890, vol. XLI, p. 275.

43. Rosenthal. — *Annales de dermatologie,* 1894, p. 1151.

44. Rumchewitsch. — Zur onkologie der Liber. *Klinische Monats-blaker f. Augenheilhunde,* 1890, Bd. XXVIII, s. 387.

45. Shattock. — Sebaceous adenoma of the scalp. *Trans. of path. Soc.,* 1882, Bd. XXXIII, p. 290.

46. Taylor et Barendt. — Three cases of adenoma sebaceum in one family. *British Journal of Dermat.,* déc. 1893, p. 360.

47. Thibierge. — Ad. séb., in Charcot, Bouchard. *Traité de méd.,* III.

48. Vidal. — Congenital telangiectatic sebaceous adenoma. (In Pringle).

9 782329 110264